**SOCIEDADE BRASILEIRA DE
PSICOLOGIA HOSPITALAR – SBPH**

**HORIZONTES DA PSICOLOGIA
HOSPITALAR**
Saberes e Fazeres

**Diretoria da Sociedade Brasileira de Psicologia Hospitalar (SBPH)
– Gestão 2013-2015**

Presidente
Valéria de Araújo Elias – PR

Vice-Presidente
Glória Heloise Perez – SP

Tesoureira
Simone Borges de Carvalho – MG

1ª Secretária
Juliana dos Santos Batista – SP

2ª Secretária
Sheyna Cruz Vasconcellos – BA

Diretora de Publicação
Maria Lívia Tourinho Moretto – SP

Diretora do Prêmio
Marisa Beatriz Leonetti Marantes Sanchez – RS

Presidente da Comissão Científica Permanente
Glória Heloise Perez – SP

Conselho Fiscal
Fernanda Saboya Rodrigues Almendra – RJ
Leopoldo Nelson Fernandes Barbosa – PE
Júnia Maria Campos Lara – MG

Conselho Consultivo Permanente
Bellkiss Wilma Romano
Marisa Decat de Moura
Patrícia Pereira Ruschel
Silvia Cury Ismael
Tânia Rudnicki
Monica Giacomini
Claire Teresinha Lazaretti
Elaine Maria do Carmo Zanolla Dias de Souza

SOCIEDADE BRASILEIRA DE PSICOLOGIA HOSPITALAR – SBPH

HORIZONTES DA PSICOLOGIA HOSPITALAR
Saberes e Fazeres

Editores

Valéria de Araújo Elias
Glória Heloise Perez
Maria Lívia Tourinho Moretto
Leopoldo Nelson Fernandes Barbosa

 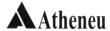

EDITORA ATHENEU

São Paulo —	*Rua Jesuíno Pascoal, 30*
	Tel.: (11) 2858-8750
	Fax: (11) 2858-8766
	E-mail: atheneu@atheneu.com.br
Rio de Janeiro —	*Rua Bambina, 74*
	Tel.: (21)3094-1295
	Fax: (21)3094-1284
	E-mail: atheneu@atheneu.com.br
Belo Horizonte —	*Rua Domingos Vieira, 319 — conj. 1.104*

CAPA: Equipe Atheneu
PRODUÇÃO EDITORIAL: MWS Design

Dados Internacionais de Catalogação na Publicação (CIP)
(Câmara Brasileira do Livro, SP, Brasil)

Horizontes da psicologia hospitalar : saberes e fazeres / editores Valéria de Araújo Elias... [et al.]. -- São Paulo : Editora Atheneu, 2015.

Outros autores: Glória Heloisa Perez, Maria Lívia Tourinho Moretto, Leopoldo Nelson Fernandes Barbosa
"Acima do título: Sociedade Brasileira de Psicologia Hospitalar - SBPH".
Várias editores.
Bibliografia
ISBN 978-85-388-0655-4

1. Doentes - Psicologia 2. Hospitais - Aspectos psicológicos 3. Pacientes hospitalizados - Psicologia I. Elias, Valéria de Araújo. II. Perez, Glória Heloise. III. Moretto, Maria Lívia Tourinho. IV. Barbosa, Leopoldo Nelson Fernandes.

15-07168	CDD-362.11

Índices para catálogo sistemático:

1. Psicologia hospitalar   362.11

ELIAS V.A.; PEREZ G.H.; MORETTO M.L.T.; BARBOSA L.N.F.
Sociedade Brasileira de Psicologia Hospitalar – SBPH – Horizontes da Psicologia Hospitalar: Saberes e Fazeres

©Direitos reservados à EDITORA ATHENEU – São Paulo, Rio de Janeiro, Belo Horizonte, 2015.

Editores

Valéria de Araújo Elias

Psicóloga. Psicanalista. Psicóloga do Serviço de Psicologia do Hospital Universitário e do Ambulatório do Hospital de Clínicas da Universidade Estadual de Londrina – UEL. Supervisora de Estágio em Psicologia Hospitalar. Especialista em Psicologia Clínica – Psicanálise/UEL/SEDES SAPIENTIAE. Especialista em Psicologia Clínica e Hospitalar/CFP. Mestre e Doutoranda em Psicologia pela Universidade Estadual Paulista – Unesp. Presidente (Biênio 2013-2015) da Sociedade Brasileira de Psicologia Hospitalar – SBPH. Membro da Comissão Editorial da Revista da SBPH.

Glória Heloise Perez

Psicóloga Chefe do Ambulatório do Instituto do Coração do Hospital das Clínicas da Faculdade de Medicina da Universidade de São Paulo – InCor-HC-FMUSP. Supervisora Clínica e Professora nos Cursos de Aprimoramento e de Especialização em Psicologia Clínica Hospitalar em Cardiologia do InCor-HC-FMUSP. Doutora em Ciências pelo Departamento de Psiquiatria da Universidade Federal de São Paulo – Unifesp. Especialista em Psicologia Hospitalar pelo InCor-HC-FMUSP. Especialista em Psicossomática Psicanalítica pelo Instituto Sedes Sapientiae. Sócia Fundadora, Vice-presidente e Presidente da Comissão Científica Permanente da Sociedade Brasileira de Psicologia Hospitalar – SBPH (Biênio 2013-2015).

Maria Lívia Tourinho Moretto

Professora Doutora do Departamento de Psicologia Clínica do Instituto de Psicologia da Universidade de São Paulo – IP-USP. Orientadora do Programa de Pós-graduação em Psicologia Clínica do IP-USP. Psicanalista, membro do Fórum do Campo Lacaniano de São Paulo – FCL-SP. Coordenadora da Rede de Pesquisa Psicanálise e Saúde Pública do FCL-SP. Membro da Diretoria da Sociedade Brasileira de Psicologia Hospitalar – SBPH (Biênio 2013-2015). Editora-chefe da Revista da SBPH.

Leopoldo Nelson Fernandes Barbosa

Psicólogo Clínico e Hospitalar. Doutor em Neuropsiquiatria e Ciências do Comportamento pela Universidade Federal de Pernambuco – UFPE. Supervisor de Estágio do Instituto de Medicina Integral Professor Fernando Figueira – IMIP. Tutor da Graduação e Docente Permanente da Pós-graduação da Faculdade Pernambucana de Saúde – FPS. Membro da Diretoria da Sociedade Brasileira de Psicologia Hospitalar – SBPH (Biênio 2013-2015).

Colaboradores

Abílio da Costa-Rosa

Psicanalista e Analista Institucional. Doutor em Psicologia pela Universidade de São Paulo – USP. Professor Livre-docente do Departamento de Psicologia Clínica e do Programa de Pós-graduação em Psicologia da Universidade Estadual de São Paulo – Unesp-Assis.

Beatriz Schmidt

Psicóloga. Docente no Curso de Graduação em Psicologia da Faculdade da Serra Gaúcha – FSG. Especialista em Saúde da Família e Mestre em Psicologia pela Universidade Federal de Santa Catarina – UFSC. Doutoranda do Programa de Pós-graduação em Psicologia da Universidade Federal do Rio Grande do Sul – UFRGS. Integrante do Núcleo de Infância e Família – NUDIF da UFRGS.

Claire Lazzaretti

Psicóloga Clínica. Chefe do Serviço de Psicologia do Hospital das Clínicas da Universidade Federal do Paraná – HC-UFPR (1990 a 1997). Especialista em Psicologia Clínica – Psicanálise – pela UFPR. Especialista em Psicologia Hospitalar pelo Conselho Federal de Psicologia – CFP. Doutora e Mestre em Sociologia da Saúde pela UFPR. Pesquisadora do Grupo de Pesquisa Sociologia da Saúde da UFPR/CNPq. Presidente (Biênio 2009-2011) e membro do Conselho Consultivo Permanente da Sociedade Brasileira de Psicologia Hospitalar – SBPH.

Elaine Maria do Carmo Zanolla Dias de Souza

Psicóloga. Psicanalista. Coordenadora da Clínica de Referência em Saúde Mental do Hospital da Polícia Militar de Minas Gerais. Especialista em Psicologia Clínica e Hospitalar pelo Conselho Federal de Psicologia – CFP. Sócia Fundadora. Presidente (Biênio 2011-2013) e Membro do Conselho Consultivo Permanente da Sociedade Brasileira de Psicologia Hospitalar – SBPH.

Gislaine Chaves

Psicóloga. Especialista em Psicologia Hospitalar. Graduação em Psicologia pela Universidade São Judas Tadeu – USJT. Aprimoramento em Psicologia Clínica Hospitalar em Cardiologia pelo Instituto do Coração do Hospital das Clínicas da Faculdade de Medicina da Universidade de São Paulo – InCor-HC-FMUSP. Aprimoramento em Avaliação Psicodiagnóstica Psicodinâmica pela USJT.

Juliana dos Santos Batista

Psicóloga Clínica e Hospitalar. Responsável pela Assistência Psicológica na UTI Adulto no Hospital Municipal da Vila Santa Catarina – HMVSC - Sociedade Beneficente Israelita Brasileira Albert Einstein. Membro do Comitê de Bioética do Hospital do Coração – HCor. Especialista em Psicologia Hospitalar pelo Hospital das Clínicas da Faculdade de Medicina da Universidade de São Paulo – HC-FMUSP. Aprimoramento em Teoria, Técnica e Intervenção em Luto pelo Instituto Quatro Estações. Membro da Diretoria da Sociedade Brasileira de Psicologia Hospitalar – SBPH (Biênio 2013-2015). Membro da Comissão Editorial da Revista da SBPH. Conselheira Executiva da União Latino-Americana de Entidades de Psicologia – Ulapsi Brasil (Biênio 2012-2014).

Juliana Monteiro Costa

Psicóloga Clínica e Hospitalar. Supervisora de Estágio do Instituto de Medicina Integral Prof. Fernando Figueira – IMIP. Tutora da Graduação e Docente Permanente da Pós-graduação da Faculdade Pernambucana de Saúde – FPS. Doutora em Psicologia Clínica pela Universidade Católica de Pernambuco – Unicap.

Karine Rodrigues Sepúlveda

Coordenadora do Serviço de Psicologia do Hospital da Bahia. Preceptora do Centro Universitário Jorge Amado – Unijorge. Mestre em Família na Sociedade Contemporânea. Especialista em Psicologia Hospitalar e em Psicopatologia.

Luis Flávio Silva Couto

Professor-adjunto da Pontifícia Universidade Católica de Minas Gerais – PUC Minas. Docente do Curso de Psicologia da PUC Minas em Teoria Psicanalítica II e em Supervisão de Estágio Clínico na Área da Psicanálise. Docente na Pós-graduação (Mestrado e Doutorado) em Psicanálise. Mestre em Filosofia pela Universidade Federal de Minas Gerais – UFMG. Doutorado em Filosofia pela Universidade Federal do Rio de Janeiro – UFRJ. Pós-doutorado em Psicanálise pela Université Paris 8. Membro do Conselho Consultivo da Revista Psicologia Ciência e Profissão. Membro da Associação Mundial de Psicanálise – AMP e da Escola Brasileira de Psicanálise – EBP.

Mariana Canellas Benchaya

Psicóloga. Docente da Universidade Luterana do Brasil – ULBRA. Mestre em Ciências da Saúde da Universidade Federal de Ciências da Saúde de Porto Alegre – UFCSPA. Doutoranda em Ciências da Saúde pela UFCSPA. Formação em Terapia do Esquema – *Institute of Schema* NJ/NY.

Marisa Decat de Moura

Psicóloga. Psicanalista. Coordenadora da Clínica de Psicologia e Psicanálise da Rede Mater Dei de Saúde – Belo Horizonte/MG. Mestrado na Universidade de Strasbourg – França. Doutorado na Universidade Federal do Rio de Janeiro – UFRJ. Membro da Federação Europeia de Psicanálise – FEDEPSY. Sócia Fundadora. Presidente (Biênio 1999-2001) e Membro do Conselho Consultivo Permanente da Sociedade Brasileira de Psicologia Hospitalar – SBPH.

Marisa Marantes Sanchez

Graduação em Psicologia pela Faculdade de Medicina da Pontifícia Universidade Católica do Rio Grande do Sul – PUCRS. Mestre em Psicologia pela PUCRS. Especialista em Terapia Cognitivo-Comportamental – WP/RS. Formação em Terapia do Esquema – Institute of Schema NJ/NY. Tutora Estadual da Atenção Humanizada ao Recém-nascido de Baixo Peso – Ministério da Saúde (BR), Secretaria Estadual da Saúde (RS). Docente da Universidade Luterana do Brasil – ULBRA. Membro da Diretoria da Sociedade Brasileira de Psicologia Hospitalar – SBPH (Biênio 2013-2015).

Mayra Moreira Xavier Castellani

Psicóloga e Psicanalista em Formação. Psicóloga do SEAP HIV/Aids do Hospital das Clínicas da Faculdade de Medicina da Universidade de São Paulo – HC-FMUSP. Mestre em Psicologia Clínica pelo Instituto de Psicologia da USP. Especialista em Psicologia Hospitalar e na área de Psicologia Clínica em Aids pelo HC-FMUSP. Editora-associada da Revista da Sociedade Brasileira de Psicologia Hospitalar – SBPH.

Mônica Cristina Batista de Melo

Psicóloga Clínica e Hospitalar. Doutora em Saúde Materno Infantil pelo Instituto de Medicina Integral Professor Fernando Figueira – IMIP. Supervisora de Estágio do IMIP. Tutora da Graduação e Docente Permanente da Pós-graduação da Faculdade Pernambucana de Saúde – FPS.

Monica Giacomini Guedes da Silva

Psicóloga Clínica Junguiana. Psicóloga Encarregada do Serviço de Psicologia do Instituto de Ortopedia e Traumatologia do Hospital das Clínicas da Faculdade de Medicina da Universidade de São Paulo e Supervisora Titular do Programa de Aprimoramento em Psicologia Hospitalar em Ortopedia do IOT/HC-FMUSP de 1993 a 2010. Especialista em Psicologia Hospitalar. Presidente (Biênio 2007-2009) e Membro do Conselho Consultivo Permanente da Sociedade Brasileira de Psicologia Hospitalar – SBPH.

Patricia Pereira Ruschel

Psicóloga Clínica e Hospitalar. Coordenadora do Serviço de Psicologia Clínica e da Residência Multiprofissional Integrada em Saúde: Cardiologia/Psicologia do Instituto de Cardiologia da Fundação Universitária de Cardiologia do Rio Grande do Sul – IC-FUC. Presidente (Biênio 2001-2003) e Membro do Conselho Consultivo Permanente da Sociedade Brasileira de Psicologia Hospitalar – SBPH. Mestrado em Psicologia Clínica pela Pontifícia Universidade Católica do Rio Grande do Sul – PUCRS. Doutorado em Ciências da Saúde: Cardiologia pela Fundação Universitária de Cardiologia/RS.

Sheyna Cruz Vasconcellos

Coordenadora do Serviço de Psicologia do Hospital Jorge Valente. Mestre em Família na Sociedade Contemporânea. Especialista em Psicologia Hospitalar. Especialista em Teoria da Clínica Psicanalítica. Docente do Centro Universitário Jorge Amado – Unijorge. Membro da Diretoria da Sociedade Brasileira de Psicologia Hospitalar – SBPH (Biênio 2013-2015).

Sibelle Mendes Piassi Lopes

Psicóloga. Especialista em Psicologia Hospitalar. Graduação em Psicologia pela Universidade Paulista – UNIP. Especialização em Psicologia Clínica Hospitalar pelo Instituto do Coração do Hospital das Clínicas da Faculdade de Medicina da Universidade de São Paulo – InCor-HC-FMUSP.

Silvia Maria Cury Ismael

Psicóloga Clínica e Hospitalar. Gerente do Serviço de Psicologia do Hospital do Coração – HCor. Mestre e Doutora em Ciências pela Faculdade de Medicina da Universidade de São Paulo – FMUSP. MBA em Gestão Executiva em Saúde pela FGV. *Leadership* in Tobacco Control - Johns Hopkins Bloomberg School of Public Health. Sócia Fundadora, Presidente (Biênio 2003-2005) e Membro do Conselho Consultivo permanente da Sociedade Brasileira de Psicologia Hospitalar – SBPH. Membro da Comissão editorial da Revista SBPH.

Simone Borges de Carvalho

Psicóloga. Psicanalista. Membro da Clínica de Psicologia e Psicanálise do Hospital Mater Dei. Graduação em Psicologia pela Universidade Federal de Minas Gerais – UFMG. Mestrado em Investigações Clínicas Psicanalíticas pela UFMG. Doutoranda em Psicologia pela Pontifícia Universidade Católica de Minas Gerais – PUC Minas. Membro da Diretoria da Sociedade Brasileira de Psicologia Hospitalar – SBPH (Biênio 2013-2015).

Simone Kelly Niklis Guidugli

Psicóloga. Mestre em Ciências pelo Instituto de Psicologia da Universidade de São Paulo – IP-USP. Especialista em Psicologia Clínica-hospitalar Aplicada à Cardiologia pelo Instituto do Coração do Hospital das Clínicas da Faculdade de Medicina da Universidade de São Paulo – InCor-HC-FMUSP. Psicanalista em Formação pelo Centro de Estudos Psicanalíticos - SP. Coordenadora do Serviço de Psicologia do Hospital do Coração – HCor. Responsável pelos Atendimentos Psicológicos na Unidade Fetal do HCor. Diretora Científica da Sociedade de Cardiologia do Estado de São Paulo – Socesp (Biênio 2010-2011). Diretora Executiva da Socesp (Biênio 2012-2013).

Tânia Rudnicki

Psicóloga. Pós-doutorado em Psicologia da Saúde. Doutora em Psicologia pela Pontifícia Universidade Católica do Rio Grande do Sul – PUCRS. Docente da Faculdade da Serra Gaúcha/FSG. Docente no Curso de Graduação em Psicologia da Faculdade da Serra Gaúcha – FSG. Pesquisadora Associada no Psychology and Health Research Unit ISPA – Instituto Universitário ISPA/Portugal. Terapeuta Certificado pela FBTC. Capes Foundation Ministry of Education of Brazil – Brasília/DF – Brasil. Presidente (Biênio 2005-2007) e Membro do Conselho Consultivo Permanente da Sociedade Brasileira de Psicologia Hospitalar – SBPH.

Venicius Scott Schneider

Psicólogo. Psicanalista. Especialista em Filosofia e Psicanálise pela Universidade Tuiuti do Paraná – UTP-PR. Mestre em Psicanálise, Saúde e Sociedade pela Universidade Veiga de Almeida – UVA-RJ. Supervisor Técnico do Serviço de Psicologia do Hospital das Clínicas da Universidade Federal do Paraná – HC-UFPR.

Wael de Oliveira

Psicóloga do Hospital de Clínicas da Universidade Federal do Paraná – HC-UFPR. Preceptora em Psicologia no Programa de Residência Multiprofissional em Atenção à Saúde do Adulto e do Idoso – HC-UFPR. Graduada em Psicologia pela UFPR. Especialista em Fundamentos Filosóficos e Científicos da Psicologia pela UFPR. Mestre em História pela UFPR. Pesquisadora do Núcleo de Direito e Psicanálise da UFPR. Analista Membro da Associação Psicanalítica de Curitiba – APC Curitiba.

Apresentação da Série

A Sociedade Brasileira de Psicologia Hospitalar (SBPH), desde sua criação, em 1997, pelas psicólogas Marisa Decat de Moura e Bellkiss Wilma Romano, tem apostado na construção e no avanço da psicologia hospitalar no Brasil, com o firme propósito de trabalhar para a formação e interlocução entre os profissionais da área e, em parceria com o Conselho Federal de Psicologia (CFP), busca cada vez mais o fortalecimento dessa especialidade. A SBPH de hoje é resultado de muito empenho e dedicação de profissionais que acreditaram e sustentaram essa causa, inclusive com recursos financeiros próprios, propiciando sua solidificação.

Com a conquista do título de especialista em psicologia hospitalar, regulamentada pela resolução 014/2000 do CFP, a psicologia hospitalar deixou de ser uma prática genérica para se consolidar como uma especialidade reconhecida, congregando um número significativo de especialistas registrados. Porém, para exercer o trabalho, nesse contexto tão peculiar, é fundamental a sua formação.

Embora, em muitos dos currículos das faculdades de psicologia, a disciplina psicologia hospitalar ainda não se encontra presente, ela se configura como uma das áreas mais comprometidas com a formação e atualização de sua especialidade. Seja pela prova do Concurso para o Título de Especialista em Psicologia Hospitalar, que o CFP nos concedeu a responsabilidade de realiza-la em parceria; sejam pelos eventos nacionais e regionais e cursos de formação, espalhados pelos diversos pontos do Brasil; sejam pelas revistas especializadas, como é o caso de nossa Revista SBPH digital, que tem conquistado um espaço diferenciado de produção pelo seu rigor científico. Os trabalhos apresentados nesses espaços, sobre o percurso da experiência clínica e da pesquisa, testemunham a importância e a particularidade dos mesmos.

Pela ausência de uma teoria da psicologia hospitalar, a atuação neste espaço se caracteriza pela constante interrogação sobre os fazeres e saberes diante dos dilemas e limites clínicos e, ao oferecer uma resposta aos diferentes chamados, aposta na manutenção de uma ética baseada em pressupostos teóricos diferenciados e na singularidade da experiência. Assim, a psicologia clínica, em sua especificidade hospitalar, pode abordar e dar lugar à subjetividade no contexto da medicina e da assistência, construindo um saber que sustenta sua pertinência e amplia este espaço a partir da formalização e divulgação das práticas, reflexões, pesquisas e produções científicas neste campo hospitalar e da saúde.

Em 2015, finalizamos a gestão 2013/2015, com a participação, na diretoria, de psicólogos de diferentes regiões do país que dedicaram parte de seu tempo para sedimentar a área da psicologia hospitalar no Brasil. Com o compromisso de cuidar dos interesses e avanços científicos da classe, decidimos organizar o primeiro livro de uma série a ser publicada nos congressos brasileiros, que temos muita satisfação em promover a cada dois anos.

Com a organização deste livro, ao fomentar a produção científica e a pesquisa, a SBPH se consagra no cenário nacional como um espaço de referência na formação e transmissão da psicologia clínica nos hospitais gerais. Reunimos nesta obra trabalhos de autores reconhecidos em sua área e de várias regiões do Brasil, procurando ampliar o campo teórico, revisar conceitos e avançar na clínica que vem sendo formalizada a partir dos impasses dessa atuação. O intuito é publicar trabalhos originais que possam contribuir para o conhecimento, reconhecimento e desenvolvimento da Psicologia Hospitalar e da Saúde, e ciências afins, além de possibilitar o intercâmbio entre pesquisadores, professores e profissionais no Brasil e exterior.

A impressionante produção científica apresentada neste livro revela o complexo e vasto campo clínico-teórico dessa especialidade. Em um mundo globalizado, em que a ciência cada vez mais se baseia em evidências, com seu método experimental e no avanço tecnológico, os que aqui se reúnem atestam a importância do método clínico, da subjetividade e do pensamento que se deriva dessa posição, que não deixa de ser considerada científica.

Assim, com esta publicação, reiteramos nosso comprometimento em construir e consolidar os pressupostos teóricos dessa prática, reconhecendo a relevância da psicologia hospitalar e da saúde no acolhimento do sofrimento humano.

Valéria de Araújo Elias
Presidente da SBPH Gestão 2013/2015

Apresentação do Livro

Horizontes da Psicologia Hospitalar: Saberes e Fazeres é uma iniciativa de publicação da Sociedade Brasileira de Psicologia Hospitalar que pretende abordar as diferentes questões que a prática da psicologia nos hospitais suscita hoje.

O livro se divide em duas partes e cada uma delas se organiza em capítulos. Os capítulos que compõem esta coletânea são resultados de um trabalho cuidadoso, sustentado por muitas reflexões, interlocuções e articulações teóricas, colocando no centro das discussões aspectos que se apresentam como fundamentais no exercício dessa práxis. São recortes que os autores generosamente nos apresentam neste livro, do que foi possível ser apreendido por cada um, no encontro com o real no hospital.

Na primeira parte: Inserção e Interfaces, os temas fornecem informações esclarecedoras a respeito da inserção da psicologia no hospital, desde sua concepção e articulação com a área da saúde, aspectos históricos e experiências preciosas que visam expor alguns elementos importantes na demarcação dessa passagem da clínica privada à prática interdisciplinar.

Tânia Rudnicki e Beatriz Schmidt inauguram essa seção com o tema "Psicologia da Saúde e Psicologia Hospitalar: aspectos conceituais e práticos", em que discutem a questão do uso da terminologia Psicologia Hospitalar como denominação da atuação de psicólogos no âmbito hospitalar, contextualizando-a na história da Psicologia e da Saúde no Brasil. Apresentam a história e o conceito de Psicologia da Saúde, articulando-o com a sua relação com a Psicologia Hospitalar.

Em "As vicissitudes da Psicologia Clínica no hospital: uma reflexão", Silvia Maria Cury Ismael descreve o seu percurso pela psicologia clínica em um hospital de referência em cardiologia: desde a criação de um espaço, com as vicissitudes de uma prática clínica a ser construída – diferente da tradicional e não ensinada na graduação – até seu reconhecimento e desenvolvimento de estratégias que permitam oferecer uma resposta às novas demandas institucionais que se apresentam no cotidiano dessa experiência.

Leopoldo Nelson Fernandes Barbosa, Juliana Monteiro Costa e Mônica Cristina Batista de Melo, no capítulo "Psicoeducação: prevenção e promoção de saúde no hospital" realizam um breve histórico da inserção da psicologia nos hospitais, dando ênfase às modificações na forma de intervenção por parte do psicólogo: a passagem de um modelo clínico psicológico – cuja prática se dava em espaço privado – para o âmbito público. Ou seja, de uma ação individualizada a um trabalho interdisciplinar, exigindo do profissional que ele "lance mão" de algumas habilidades para poder desenvolver sua prática, abrindo possibilidades para múltiplas intervenções. Os autores destacam a Psicoeducação como uma ferramenta eficaz na enfermaria, ambulatórios e devolutivas de avaliação, estratégia que pode beneficiar pacientes e cuidadores em busca da prevenção e da promoção da saúde.

Claire Lazzaretti, Wael de Oliveira e Venicius Scott Schneider, em "Serviço de Psicologia do Hospital de Clínicas da UFPR: Uma história de trabalho com a subjetividade", colocam em relevo as especificidades inerentes à criação de um serviço de psicologia hospitalar. O texto possibilita a aproximação do leitor com a necessidade de considerar os aspectos subjetivos inerentes ao adoecimento e de articular assistência, pesquisa e comunicação, advinda da produção de conhecimento, através do intercâmbio de informações entre os profissionais e instituições parceiras. Ressalta ainda a perspectiva de contemplar diferentes saberes e práticas no alinhamento de ações idealizadas e realizadas ao longo de anos de experiências, consolidando a construção de uma trajetória.

No capítulo "Registros psicológicos no contexto da psicologia hospitalar", Elaine Maria do Carmo Zanolla Dias de Souza aborda um aspecto importante e um tanto espinhoso do fazer do psicólogo no contexto hospitalar: o registro documental da sua práxis. Trata-se de tema frequente de consultas à SBPH por orientação sobre essa questão. Respondendo a esta demanda, a autora traz aspectos técnicos, éticos e científicos sobre os quais deve estar pautada a elaboração do registro formal/escrito do trabalho de assistência psicológica no âmbito hospitalar.

No trabalho "A inserção do Psicólogo no Hospital: As expectativas construídas na graduação e a interface da academia com a realidade institucional", Mônica Giacomini Guedes da Silva faz uma compilação de reflexões advindas da construção de uma carreira, que parte da graduação em psicologia, passa pelo aprimoramento/especialização e desenvolvimento do trabalho no hospital. O texto abre espaço para o relato de experiência da inserção do psicólogo na equipe interdisciplinar, especificidades das rotinas de trabalho e estratégias de intervenção em um hospital de traumatologia e ortopedia.

Patricia Pereira Ruschel, em "A construção de uma relação precoce, a cardiopatia fetal e abordagem da psicologia", apresenta uma nova realidade de trabalho do psicólogo junto à medicina e, por conseguinte, na Psicologia Hospitalar. A autora fala dos desafios e da sua experiência de atuação na Unidade de Cardiologia Fetal do Instituto de Cardiologia/Fundação Universitária de Cardiologia. Trata ainda dos meandros dos movimentos intrapsíquicos da gestação, do parto, da relação mãe-bebê, da relação pais-bebê, do impacto psicológico do diagnóstico da cardiopatia fetal e seus desdobramentos.

Mariana Canellas Benchaya e Marisa Marantes Sanchez, no trabalho "Intervenção mãe-bebê em UTI neonatal na abordagem focada em esquemas", abordam a relação mãe-bebê através da aliança entre a abordagem cognitivo-comportamental e teoria focada nos esquemas e as possibilidades de intervenção discutidas por meio de um caso clínico. Enfatiza a importância da formação de vínculos seguros como fator de proteção à saúde mental e ao desenvolvimento do bebê.

Na segunda parte: Corpo e Sujeito, elementos indissociáveis, os autores percorrem os temas inerentes a esse objeto de trabalho do psicólogo no hospital, levando em consideração os princípios éticos e norteadores do dispositivo clínico, em uma perspectiva que privilegia a subjetividade e a singularidade, reafirmando a pertinência dessa práxis no hospital.

No capítulo que abre esta seção, "Contar ou não contar, eis a questão: a escuta psicanalítica sobre a experiência da revelação diagnóstica de HIV", Maria Lívia Tourinho Moretto e Mayra Moreira Xavier Castellani abordam a experiência de escuta psicanalítica de jovens infectados pelo HIV e formulam hipóteses a respeito do sofrimento dessas pessoas, por sua condição clínica e, principalmente, diante da iminência da revelação diagnóstica na parceria afetivo-sexual. Salientam que tal revelação é entendida como um elemento essencial nas práticas de prevenção ao HIV, ao mesmo tempo em que se apresenta como um dos principais impasses vivenciados pelos jovens, pois se trata de um "revelar-se". As autoras destacam a importância da presença do psicanalista nas equipes de saúde e da oferta de um espaço clínico para tratar a subjetividade, as dificuldades e angústias envolvidas nessa experiência da (não) revelação diagnóstica, podendo contribuir no modo pelo qual cada um conduz o seu tratamento.

O trabalho de Valéria de Araújo Elias e Abílio da Costa-Rosa, intitulado "A psicanálise e sua práxis no hospital público no campo das decisões e do sujeito: uma experiência com transexuais" apresenta e discute o alcance e os limites das contribuições do psicanalista às equipes de saúde que se ocupam de procedimentos médicos cirúrgicos com transexuais, a partir de sua demanda de modificação corporal. No trabalho clínico de avaliar e acompanhar estes pacientes, no momento anterior e posterior à cirurgia de transgenitalização e na interlocução do psicanalista com a equipe, discute-se o processo decisório como algo que deve estar afinado com a lógica da singularidade de cada sujeito.

Partindo do pressuposto de que não há uma instituição ideal para a psicanálise, que a psicanálise não existe se não tiver um analista, Marisa Decat de Moura, em seu capítulo "Psicanálise e Hospital: Um lugar para o sujeito a partir de diferentes práticas discursivas", relata e discute a inserção do psicanalista no processo de "acreditação" que visa a excelência da instituição hospitalar da qual faz parte, indicando que neste processo o que importa não são as regras, protocolos incluídos ou não, mas a posição do sujeito diante deles.

Considerando que a instituição hospitalar caracteriza-se pela hegemonia do discurso da ciência, o trabalho "O psicanalista no hospital geral: como articular suas possíveis funções à teoria lacaniana dos discursos?", de Simone Borges de Carvalho e Luis Flávio Silva Couto, apresenta uma reflexão sobre a atuação do psicanalista em um hospital geral, a partir da teoria dos discursos em Lacan e propõe uma discussão sobre como pode o psicanalista ocupar aí um lugar, uma função e uma posição que difere daquela ocupada pelo mestre, pela ciência, indicando que as especificidades desta práxis em uma instituição hospitalar mostram que este trabalho não se limita ao atendimento restrito ao paciente, como se verifica no *setting* clássico, ou seja, no atendimento em consultório.

Com uma descrição sensível, no capítulo "Transferência na sala de transferência: o encontro entre o enlutado, o analista e o corpo", as autoras Juliana dos Santos Batista e Simone Kelly Niklis Guidugli nos levam para a sala de transferência para o velório, onde o corpo está à espera de remoção. Compartilhando a sua rica experiência de acompanhamento dos familiares, após a morte do paciente, trazem suas reflexões sobre o momento de perda e seus impactos e as possibilidades de atuação do analista a partir da relação transferencial na sala de transferência.

A temática que sustenta o trabalho "A escuta do corpo: psicoterapia do sujeito somatizante no contexto hospitalar", de Glória Heloise Perez, Gislaine Chaves e Sibelle Mendes Piassi Lopes, diz respeito às peculiaridades no atendimento ao paciente "somatizante". Ao evidenciar a existência do uso indiscriminado, e muitas vezes equivocado, dos termos: "psicossomática", "somatização", "hipocondria", "histeria", para fazer referência ao paciente com sintoma no plano somático, as autoras fazem uma diferenciação dos termos e um percurso histórico destas concepções dentro do referencial psicanalítico, em especial a psicossomática. A partir de autores revisitados e da própria experiência clínica, elas apresentam as características do "sujeito somatizante" e as possibilidades e limites do fazer clínico junto a este paciente no hospital.

No capítulo que encerra esta coletânea, "Leito Hospitalar ou Berço Esplêndido? Reedições de memórias sensoriais e adoecimento", Sheyna Vasconcellos e Karine Rodrigues Sepúlveda oferecem algumas considerações sobre o corpo e suas encenações no contexto do adoecimento. Compartilhando suas experiências clínicas no hospital, as autoras apresentam alguns aspectos sobre o que está no entorno do mal-estar corporal, que ultrapassa o padecer orgânico sem excluí-lo. Destacam a presença de memórias sensoriais, ou seja, dimensões de fortes afetos que foram vividos e que se atualizam fora do campo da palavra, incidindo no corpo e exigindo do sujeito alguma produção narrativa que o liberte da tensão que ficou marcada por uma experiência anterior.

Com esta publicação, anunciamos o primeiro de uma série de trabalhos a serem disponibilizados a cada dois anos. São vastas e ricas as contribuições oferecidas pelos autores neste livro, que o leitor poderá constatar por si mesmo nas próximas páginas.

Vamos à leitura!

Editores

Prefácio

1997, julho! Fundação da Sociedade Brasileira de Psicologia Hospitalar – SBPH, em Belo Horizonte, por psicólogos representantes das diversas regiões do Brasil.

2015, setembro! 18 anos e "maior de idade", a SBPH realiza o 10º Congresso nacional e internacional, a cada dois anos, testemunhando o sucesso deste empreendimento que foi, e é, desde sua fundação, sustentada por "uma causa": a dos psicólogos hospitalares e que trabalham na área da saúde.

Os sócios fundadores estabeleceram em seu estatuto, a direção ética que norteia sua existência: uma instituição sem fins lucrativos em que o presidente eleito não poderá ocupar novamente nenhum cargo de diretoria. Visa o avanço científico de diferentes abordagens teóricas devidamente sustentadas pelos seus sócios, e a circulação democrática dos profissionais nos cargos que dirigem a sociedade.

Hoje, a SBPH registra o esforço e a aposta dos psicólogos que desde 1997, construíram um percurso ético exatamente pela ênfase no avanço científico, teórico e clínico, do trabalho do psicólogo nas instituições hospitalares.

Neste tempo de existência da SBPH, alguns sócios, desde sua fundação, permaneceram presentes e participativos da vida institucional, o que possibilitou que o projeto convocasse outros colegas que se associaram. Permanência "nos momentos gratificantes e difíceis" o que significa enfrentar obstáculos e sustentar a especificidade da prática do psicólogo hospitalar e a direção ética de seu estatuto.

Hoje, a SBPH está sendo representada em sua direção também pela "segunda geração" de profissionais fundadores de um outro tempo.

A psicologia hospitalar começou sua prática a partir da iniciativa de psicólogos, demandas da população e dos profissionais nos hospitais, e, desde então, o psicólogo sustenta seu lugar multidisciplinar, no atendimento aos pacientes, com relação aos seus aspectos emocionais.

A prática multidisciplinar caracteriza uma visão integrada do processo do adoecimento e exige do profissional que ele seja capaz de sustentar teoricamente seus procedimentos de maneira clara e objetiva, sustentação necessária para a interlocução entre saberes.

O fato de os psicólogos estarem cada vez mais em hospitais revela a psicologia como ciência em condições de contribuir de modo eficiente através de sua prática, em seus aspectos tanto diagnóstico quanto terapêutico.

Na construção do saber clínico, enquanto processo dialético entre a clínica, verificável pelo discurso, e a teorização cuja finalidade é sempre o retorno à clínica, os psicólogos sócios da SBPH têm e sempre tiveram um papel indiscutível.

Fazendo parte dos serviços de saúde e do conjunto de profissionais de diversas formações, e especializados que oferecem atendimentos de qualidade, através de sua presença viva e produtiva em produções científicas, eventos e publicações, testemunham, além da clareza de suas funções, a capacidade de comunicar-se em uma equipe multidisciplinar.

As diversas situações de mal-estar nas instituições referentes à subjetividade, constituem espaço fértil para o trabalho do psicólogo. Tratar a pessoa e não a doença é um dos objetivos fundamentais da psicologia hospitalar... "conversando" com o paciente, familiares e profissionais.

Sabemos que o instrumento de trabalho do psicólogo é a palavra e é através dela que o ser humano pode atravessar a experiência do adoecimento... E o avanço das ciências, característico da contemporaneidade, não elimina a responsabilidade pela condição de sujeito dos atores na cena hospitalar.

Falar é fazer a experiência da falta, falta das palavras por dizer, o que exige intervenções criativas. A criatividade remete à necessidade da formação pessoal e formal do profissional.

A SBPH tem um papel fundamental nesse processo de formação do psicólogo, na medida em que sustenta, o "lugar" de formação dos psicólogos hospitalares.

A SBPH tem um papel político e científico fundamental com relação à formação do psicólogo, exercido através de suas publicações, congressos e participação em atividades do interesse da classe, como por exemplo na elaboração da Prova de Título de Especialista em Psicologia Hospitalar, em parceria com o Conselho Federal de Psicologia.

Este livro que foi idealizado e está sendo lançado pela atual diretoria, apresenta o percurso da SBPH através das preocupações, reflexões e elaborações dos psicólogos pioneiros e atuais, ex-presidentes e membros da atual diretoria do biênio 2013/2015.

O pano de fundo que faz laço entre os trabalhos é o registro do momento atual, através do lançamento do "Primeiro livro da SBPH". Nesta produção, os autores demonstram que a história tem efeitos do "fazer existir" na cultura.

Nos artigos aqui relatados, as questões da prática clínica que são oferecidas ao leitor, o são pelos autores, agentes da construção da SBPH, cujo "sonho de alguns" tornou-se um convite que "convocou o desejo de muitos".

Esta obra, efeito revelador de um percurso cujo caminho, sabemos, se faz ao caminhar, convida o leitor que está à busca de saberes e fazeres, a também contribuir com o seu saber fazer!

Marisa Decat de Moura
Sócia Fundadora da Sociedade Brasileira de Psicologia Hospitalar

Sumário

PARTE I - INSERÇÃO E INTERFACES

1. Psicologia da Saúde e Psicologia Hospitalar: Aspectos Conceituais e Práticos...3
   - Tânia Rudnicki
   - Beatriz Schmidt

2. As Vicissitudes da Psicologia Clínica no Hospital: Uma Reflexão ...11
   - Silvia Maria Cury Ismael

3. Psicoeducação: Prevenção e Promoção de Saúde no Hospital........23
   - Leopoldo Nelson Fernandes Barbosa
   - Juliana Monteiro Costa
   - Mônica Cristina Batista de Melo

4. Serviço de Psicologia do Hospital de Clínicas da UFPR: Uma História de Trabalho com a Subjetividade 33
   - Claire Lazzaretti
   - Wael de Oliveira
   - Venicius Scott Schneider

5. Registros Psicológicos no Contexto da Psicologia Hospitalar 41
   - Elaine Maria do Carmo Zanolla Dias de Souza

6. A Inserção do Psicólogo no Hospital: As Expectativas Construídas na Graduação e a Interface da Academia com a Realidade Institucional 49

- Monica Giacomini Guedes da Silva

7. A Construção de uma Relação Precoce, a Cardiopatia Fetal e Abordagem da Psicologia 61

- Patricia Pereira Ruschel

8. Intervenção Mãe-Bebê em UTI Neonatal na Abordagem Focada em Esquemas...79

- Mariana Canellas Benchaya
- Marisa Marantes Sanchez

PARTE II - CORPO E SUJEITO

9. Contar ou Não Contar, eis a Questão: A Escuta Psicanalítica sobre a Experiência da Revelação Diagnóstica de HIV................................93

- Mayra Moreira Xavier Castellani
- Maria Lívia Tourinho Moretto

10. A Psicanálise e Sua Práxis no Hospital Público no Campo das Decisões e do Sujeito: Uma Experiência com Transexuais 105

- Valéria de Araujo Elias
- Abílio da Costa-Rosa

11. Psicanálise e Hospital: Um Lugar para o Sujeito a Partir de Diferentes Práticas Discursivas 117

- Marisa Decat de Moura

12. O Psicanalista no Hospital Geral: Como Articular Suas Possíveis Funções a Teoria Lacaniana dos Discursos? 127

- Simone Borges de Carvalho
- Luis Flávio Silva Couto

13. Transferência na *"Sala de Transferência"*: O Encontro entre o Enlutado, o Analista e o Corpo 135

- Juliana dos Santos Batista
- Simone Kelly Niklis Guidugli

14. A Escuta do Corpo: Psicoterapia do Sujeito Somatizante no Contexto Hospitalar...145

- Glória Heloise Perez
- Gislaine Chaves
- Sibelle Mendes Piassi Lopes

15. Leito Hospitalar ou Berço Esplêndido? Reedições de Memórias Sensoriais e Adoecimento...157

- Sheyna Cruz Vasconcellos
- Karine Rodrigues Sepúlveda

Índice Remissivo...169

Parte I

Inserção e Interfaces

1 CAPÍTULO

Tânia Rudnicki
Beatriz Schmidt

Psicologia da Saúde e Psicologia Hospitalar: Aspectos Conceituais e Práticos

A regulamentação do exercício da profissão de psicólogo no Brasil ocorreu em agosto de 1962. No seu início, o trabalho encontrava-se basicamente voltado para a área da clínica privada e para a interface com as áreas educacional e organizacional. Historicamente, essa subdivisão que consagrou essas grandes áreas permaneceu com demasiada força durante longo tempo, como três grandes carros-chefes da psicologia (Santos & Jacó-Vilela, 2009).

Em território nacional, a atuação de psicólogos em instituições hospitalares vem sendo denominada como psicologia hospitalar. Tal terminologia reflete uma especificidade do contexto brasileiro, uma vez que não há indicativos de sua ocorrência em outros países (Almeida & Malagris, 2011; Tonetto & Gomes, 2005). Internacionalmente, quando se trata da inserção da psicologia no hospital, constata-se a delimitação de uma área cujo foco de interesse se refere a aspectos psicológicos e comportamentais da saúde física e mental, designada como psicologia da saúde, a qual é reconhecida tanto do ponto de vista da prática quanto da pesquisa (*American Psychological Association* – APA, n.d.).

O trabalho do psicólogo da saúde pode ocorrer em diferentes locais, tais como organizações não governamentais, unidades básicas de saúde, centros de atenção psicossocial, ambulatórios e hospitais. Desse modo, entende-se que a psicologia da saúde abrange a atuação em contextos e dispositivos de saúde, em diferentes níveis de atenção[1], sendo o trabalho nas instituições hospitalares apenas uma das possibilidades.

A psicologia da saúde surgiu como uma área de atuação no final dos anos de 1970 e, conforme referiu Spink (2003), parece ter emergido como uma colcha de retalhos, formada por teorias que pouco dialogavam entre si. Nessa época, alguns psicólogos já estavam inseridos em instituições de saúde, sobretudo hospitais, locais onde havia uma adaptação do modelo clínico tradicional de atendimento psicoterapêutico, considerando algumas particularidades, como a realização de atendimentos em ambulatórios ou de intervenções junto ao leito dos enfermos (Sobrosa, Zappe, Patias, Fiorin, & Dias, 2014).

No que diz respeito à origem do campo da psicologia da saúde, é possível associá-la a alguns fatos que repercutiram mundialmente, como a proposição pela Organização Mundial de Saúde (OMS), em 1948, do conceito de saúde como completo bem-estar físico, mental e social; portanto, não sendo restrito à ausência de doença. A partir da inauguração desse novo conceito, estar saudável passa a ter uma conotação mais complexa e subjetiva, que envolve aspectos da história e da experiência de vida das pessoas, além de sua pertença socioeconômico-cultural (Sobrosa et al., 2014; Spink, 2003).

Nacionalmente, houve o resgate do conceito de saúde da OMS durante a década de 1980, em face à premência de se constituir um sistema que refletisse as aspirações sociopolíticas emergentes e de atender as necessidades de saúde da população de modo integral. Nesse contexto foi formulado, então, o Sistema Único de Saúde (SUS), o qual propõe que a atenção à saúde deve ser oferecida em diferentes níveis – prevenção, promoção, tratamento e reabilitação. Outrossim, incorpora o conceito da OMS na perspectiva da integralidade na assistência, no sentido de que a saúde não consiste apenas na ausência de doença (Sobrosa et al., 2014).

A inserção dos psicólogos em equipes, desde então, passou a favorecer a uma visão integral dos usuários dos serviços de saúde. Entretanto, nem a categoria profissional e nem a própria área de conhecimento apresentavam a preparação necessária ao bom atendimento dessa nova demanda. Assim, conforme indicam Sobrosa et al. (2014), embora se reconhecesse que o psicólogo em face "a essas transformações, poderia tanto apresentar instrumentos como desenvolver práticas que auxiliariam nos três níveis de atenção em saúde, [...] as práticas e a formação oferecida ao psicólogo ainda eram insuficientes para atender a essas novas demandas" (p.5). Em decorrência dessa situação, ainda contemporaneamente no Brasil, a psicologia da saúde está descobrindo novos

---

1 Níveis de atenção à saúde: de acordo com a Lei 8.080/1990, as ações e os serviços públicos de saúde, bem como os serviços privados conveniados ou contratados que integram o Sistema Único de Saúde (SUS), devem estar organizados de forma regionalizada e hierarquizada, considerando níveis crescentes de complexidade, de modo a oferecer assistência em caráter preventivo e curativo, individual e coletivo, na perspectiva da integralidade. Assim, no âmbito do SUS, o cuidado com a saúde está ordenado nos seguintes níveis de atenção: básica, média complexidade e alta complexidade (Brasil, 2005).

locais e possibilidades para atuação. Salienta-se que não houve a assimilação por completo dessas necessidades do ponto de vista da formação do profissional para atuar nos contextos de saúde, muito embora elas já sejam reconhecidas (Sobrosa et al., 2014).

Neste sentido, o objetivo do presente capítulo é refletir sobre aspectos conceituais e práticos da psicologia da saúde e da psicologia hospitalar. Particularmente, serão apresentadas algumas especificidades do cenário de saúde brasileiro associadas ao surgimento da psicologia hospitalar, incluindo características dessa especialidade segundo o Conselho Federal de Psicologia (CFP), a psicologia da saúde e o contexto hospitalar, conceituações e práticas.

As especificidades do contexto de saúde brasileiro e a psicologia hospitalar

Ao analisar as ações e os serviços de saúde no Brasil em uma perspectiva histórica, constata-se que do início dos anos 1950, ao final dos anos 1980, a atenção à saúde foi sinônimo de assistência hospitalar (Ribeiro et al., 2010). O padrão médico-assistencial-privatista caracterizou tal período, em que o hospital figurava como dispositivo central (Araújo, Miranda, & Brasil, 2007; Bonfada, Cavalcante, Araújo, & Guimarães, 2012; Vaghetti, Padilha, Lunardi Filho, Lunardi, & Costa, 2011). O modelo hospitalocêntrico, o qual priorizava as ações de cura e de reabilitação, em detrimento à prevenção e à promoção, influenciou (e ainda influencia) fortemente as práticas de profissionais da saúde nacionalmente.

É nesse momento histórico, marcado pelo hospital como local primordial de atenção à saúde, que a profissão de psicólogo foi regulamentada no Brasil, por meio da Lei nº 4.119, de 27 de agosto de 1962. Considera-se relevante salientar que antes mesmo da regulamentação da profissão, entre os anos de 1952 e 1954, em São Paulo, Mathilde Neder já realizava acompanhamento psicológico a crianças submetidas a cirurgias ortopédicas e a suas famílias, na Clínica Ortopédica e Traumatológica (atualmente Instituto de Ortopedia e Traumatologia) do Hospital das Clínicas da Universidade de São Paulo. Tal evento consiste no marco da psicologia hospitalar no Brasil (Neder, 2005).

De tal modo, o hospital como um local de realização de intervenções psicológicas foi estabelecido antes mesmo da regulamentação da profissão, o que confere um caráter pioneiro ao referido contexto de atuação do psicólogo na área da saúde. Essa situação pode estar associada a problemas no uso das denominações psicologia da saúde e psicologia hospitalar. Ademais, uma vez que o número de psicólogos inseridos em hospitais possivelmente é maior do que em outros níveis de atenção à saúde, tal confusão terminológica tende a se asseverar, conforme assinala Gorayeb (2010). Compreende-se que mal-entendidos nesse sentido também podem vir a ser gerados pelo fato de o Conselho Federal de Psicologia (CFP) instituir o título de especialista em psicologia hospitalar, mas não em psicologia da saúde.

Conforme a Resolução CFP nº 013/2007, a psicologia hospitalar é uma especialidade na qual o psicólogo atua em centros de ensino e/ou pesquisa, bem como em organizações de saúde, na prestação de serviços nos níveis secundário ou terciário de atenção. Nessas instituições, a principal (mas não única) tarefa do profissional é avaliar e acompanhar intercorrências psíquicas dos usuários envolvidos em procedimentos médicos, com vistas à promoção e à recuperação da saúde. Considerando as demandas apresentadas no *setting* e a formação específica do psicólogo, diferentes modalidades de intervenção podem ser realizadas, tais como: atendimento psicoterapêutico em ambulatórios ou unidades de internação hospitalar, realização de grupos psicoterapêuticos ou grupos de psicoprofilaxia, consultoria, interconsultoria, avaliação diagnóstica e psicodiagnóstico.

Cabe aduzir que a Resolução CFP nº 013/2007 também faz menção ao hospital como possível local de atuação para outra especialidade, a psicologia clínica, tal como se constata no excerto a seguir:

> [Psicólogo especialista em psicologia clínica] Atua junto a equipes multiprofissionais, identificando, compreendendo e atuando sobre fatores emocionais que intervêm na saúde geral do indivíduo, especialmente em unidades básicas de saúde, ambulatórios e hospitais. Atua em contextos hospitalares, na preparação de pacientes para a entrada, permanência e alta hospitalar, inclusive pacientes terminais, participando de decisões com relação à conduta a ser adotada pela equipe, para oferecer maior apoio, equilíbrio e proteção aos pacientes e seus familiares. Participa de instituições específicas de saúde mental, como hospitais-dia, unidades psiquiátricas e outros, podendo intervir em quadros psicopatológicos tanto individual como grupalmente, auxiliando no diagnóstico e no esquema terapêutico proposto em equipe. (CFP, 2007, p.21). [grifos nossos].

De tal maneira, considerando a Resolução do CFP, que versa sobre o título profissional de especialista em psicologia, percebe-se que o contexto hospitalar ora é apresentado como um possível local de trabalho do psicólogo (no caso da especialidade psicologia clínica), ora como definidor de uma área de conhecimento (no caso da especialidade de psicologia hospitalar). Destaca-se que diferentes autores têm discutido a adequação da denominação psicologia hospitalar por se pautar em um local de trabalho e não uma área de conhecimento (Almeida & Malagris, 2011; Carvalho, 2013; Castro & Bornholdt, 2004; Gorayeb, 2010; Sobrosa et al., 2014). Igualmente, essa confusão terminológica pode vir a fragmentar e a pulverizar o campo profissional, o que dificultaria ao psicólogo inserido em instituição hospitalar a formação de uma identidade de profissional da saúde (Carvalho, 2013). Com base nesses assinalamentos, considera-se relevante discutir aspectos conceituais e práticos atinentes à psicologia da saúde, com o intento de associá-la à atuação do psicólogo no contexto hospitalar, o que será realizado na seção a seguir.

A psicologia da saúde e o contexto hospitalar

Nas instituições de ensino, a psicologia no contexto da saúde passou a ter atenção por meio de estudos e de discussões sobre a forma de atuar do psicólogo e os referenciais teóricos que poderiam nortear sua prática no novo campo, sendo esse um novo desafio, diferente da já tradicional área clínica (Sobrosa et al., 2014). Em artigo publicado em 2003, Spink refere que já era consenso que o psicólogo deveria adaptar suas práticas, não se restringindo apenas à utilização do modelo clínico para seu trabalho nos contextos de processos de saúde e doença. Esta adaptação, porém, configurou-se como um processo complexo, estando ainda em andamento. Assim, em território nacional, a psicologia da saúde foi desenvolvida inicialmente no contexto hospitalar. Entretanto, a partir de 1990, ampliou sua atuação e passou a realizar estudos e intervenções em outros âmbitos, nos quais trabalhava com a saúde de indivíduos, de famílias e de comunidades, por exemplo. (Sobrosa et al., 2014).

Tal origem da psicologia da saúde deixou marcas, levando inclusive a certa confusão entre psicologia hospitalar e psicologia da saúde, como indicado anteriormente (Almeida & Malagris, 2011; Carvalho, 2013; Castro & Bornholdt, 2004; Gorayeb, 2010; Sobrosa et al., 2014). A psicologia hospitalar pode ser considerada uma subárea da psicologia da saúde, a qual necessita de intervenções adequadas a um ambiente no qual as práticas costumam ser baseadas em evidências, uma vez que o modelo biomédico ainda predomina nas instituições hospitalares. O termo psicologia da saúde, contudo, apresenta conotação mais ampla, à medida que abarca também os níveis primário e secundário de atenção à saúde (Almeida & Malagris, 2011; Gorayeb, 2010; Sobrosa et al., 2014).

A psicologia da saúde norteia seu trabalho de forma abrangente, com vista à inserção profissional do psicólogo em equipe interdisciplinar, dada a noção de integralidade da saúde. Esta conceituação pode ser mais bem explicitada nas palavras de Matarazzo (1980), que a define como disciplina composta por um conjunto de contribuições científicas, educacionais e profissionais, específicas da psicologia, visando a promoção e a manutenção da saúde, a prevenção e o tratamento das doenças, a identificação da etiologia e os diagnósticos relacionados à saúde, à doença e às disfunções associadas, bem como o aperfeiçoamento de políticas da saúde.

Assim, a psicologia da saúde objetiva compreender os fatores biológicos, comportamentais e sociais que influenciam na saúde e na doença. Tal definição foi adotada pelos psicólogos da saúde no mundo e apresenta algumas características que merecem destaque. Primeiramente, a psicologia da saúde está claramente definida como uma área da psicologia. Segundo, é a aplicação da psicologia em diversas práticas relevantes para a saúde. Em terceiro lugar, está preocupada com o comportamento de pessoas sadias e enfermas. É uma perspectiva relacionada à saúde positiva e implica na promoção da saúde tanto quanto no tratamento da doença. Um quarto ponto, a psicologia da saúde se concentrou no comportamento normativo mais do que na enfermidade física e mais do que na doença mental. Esse fato contrasta com o campo da psicologia clínica. Em quinto lugar, refere-se àqueles que estão em uma posição específica e não se restringe aos pacientes, pois inclui os comportamentos dos familiares e dos profissionais da saúde (Johnston, 1990).

Dentre as principais razões para a implementação e para o crescimento da psicologia da saúde, podem ser apontadas: as mudanças nos tipos de doenças, nas formas de cuidado e de atenção à saúde e na própria psicologia (Broome, 1989; Feuerstein Labbe

& Kuczmierczyk, 1986). As doenças infecciosas como uma importante causa de mor-bimortalidade praticamente desapareceram. No seu lugar, as principais causas de morte nos adultos são os cânceres, as doenças cardiovasculares e os acidentes automobilísticos. Além disto, o desenvolvimento tecnológico no ambiente hospitalar conduziu a padrões diferentes no cuidado de saúde e doença. Em muitos lugares os procedimentos médicos foram alterados, conseguindo reduzir o tempo de internação hospitalar ou muitas vezes, até evitá-la. Desta forma, as contribuições psicológicas passaram a ser relevantes.

Desenvolvimentos importantes possibilitaram o aparecimento da psicologia da saú-de. Primeiro, os programas de investigação vêm demonstrando cada vez mais os laços entre os processos emocionais, comportamentais e sociais com as mudanças fisiológicas, incluindo mudanças fisiopatológicas; além disso, a crescente eficácia dos tratamentos psicológicos.

Dentre as principais áreas da psicologia da saúde encontram-se a promoção da saúde e a modificação de estilos e hábitos de vida; relação de estados psicológicos ou de fatores cognitivos com os processos saúde-doença; estresse e doença; estratégias de enfrentamento (*coping*) e intervenções para melhorá-las frente a fatores estressores; apoio social. A investigação em psicologia da saúde pode ser identificada pelo *status* de saúde objetiva e a estrutura teórica utilizada. Isto pode ser visto explorando o uso da teoria do estresse-enfrentamento, primeiro para compreender o risco e, segundo, em re-lação com o respeito aos pacientes que estão recebendo tratamento de saúde (Frankhau-ser, 1983; Rodriguez-Marín, 2003).

A aplicação e a prática da psicologia da saúde inclui a avaliação dos comportamentos de saúde – que compreende educação para a saúde, promoção de saúde e intervenções que visam reduzir a conduta de risco à doença –, bem como reduzir os efeitos da doença e incrementar condições para enfrentamento da doença e dos procedimentos médicos; avaliação das intervenções de cuidado de saúde; treinamento de outros profissionais de saúde em psicologia da saúde; consultoria a outros profissionais de saúde.

Os psicólogos da saúde trabalham em vários pontos de aplicação e prática, incluin-do uma variedade de marcos de cuidados de saúde. Atuam em níveis diferentes, como na comunidade, nas organizações, junto a grupos de usuários de serviços de saúde aco-metidos por patologias ou em variados tratamentos, grupos de profissionais da saúde, tais como agentes comunitários de saúde, dentre outros.

Considerações finais

Mudanças recentes na forma de o psicólogo circular na área da saúde vêm gerando transformações em sua prática. Se em determinadas épocas a atuação do psicólogo este-ve prioritariamente calcada na perspectiva clínica exercida nas instituições hospitalares, atualmente a amplitude envolve o *saber psi* necessitando um urgente entrecruzamento de suas delimitações (Santos & Jacó-Vilela, 2009).

No geral, a psicologia não possui uma coesão entre suas ideias e práticas. Tal fato gera uma perspectiva de ação pouco coesa e coerente na área da saúde. Por outro lado, isso mesmo possibilita uma variedade imensa de atuações e estilos, gerando essa própria diversidade de perspectivas, o que culmina em um terreno excessivamente híbrido para sua ação (Santos & Jacó-Vilela, 2009).

Nesse sentido, considera-se que a psicologia da saúde no Brasil ainda está se estruturando como uma nova área de conhecimento. A abertura recente de novos locais de trabalho, sobretudo após a vigência do SUS, está cada vez mais tornando premente mudanças na atuação dos psicólogos, o que requer, portanto, a formulação de novas perspectivas teóricas e práticas para a psicologia nos contextos de saúde (Sobrosa et al., 2014).

REFERÊNCIAS BIBLIOGRÁFICAS

1. Almeida, R. A. & Malagris, L. E. N. (2011). A prática da psicologia da saúde. Revista da Sociedade Brasileira de Psicologia Hospitalar, 14(2), 183-202.
2. American Psychological Association (n.d.). What is a health psychologist? Retirado de http://www.health-psych.org/AboutWhatWeDo.cfm
3. Araújo, D., Miranda, M. C. G., & Brasil, S. L. (2007). Formação de profissionais de saúde na perspectiva da integralidade. Revista Baiana de Saúde Pública, 31(1), 20-31.
4. Bonfada, D., Cavalcante, J. R. L. P., Araújo, D. P., & Guimarães, J. (2012). A integralidade da atenção à saúde como eixo da organização tecnológica nos serviços. Ciência & Saúde Coletiva, 17(2), 555-560.
5. Brasil (1962). Lei nº 4.119, de 27 de agosto de 1962. Retirado de http://legis.senado.gov.br/legislacao/ListaPublicacoes.action?id=113975
6. Brasil (1990). Lei nº 8.080, de 19 de setembro de 1990. Retirado de http://www.planalto.gov.br/ccivil_03/leis/l8080.htm
7. Brasil (2005). O SUS de A a Z: Garantindo saúde nos municípios. Brasília: Ministério da Saúde.
8. Broome, A. (1989). Health Psychology: Processes and applications. London: Chapman & Hall.
9. Carvalho, D. B. (2013). Psicologia da saúde crítica no contexto hospitalar. Psicologia: Ciência e Profissão, 33(2), 350-365.
10. Castro, E. K. & Bornholdt, E. (2004). Psicologia da saúde x psicologia hospitalar: definições e possibilidades de inserção profissional. Psicologia: Ciência e Profissão, 24(3), 48-57.
11. Conselho Federal de Psicologia (2007). Resolução nº 013/2007. Retirado de http://site.cfp.org.br/wp-content/uploads/2008/08/Resolucao_CFP_nx_013-2007.pdf
12. Feuerstein, M., Labbe, E. F. & Kuczmierczyk, A. R, (1986). Health Psychology: A psychobiological perspective. New York: Plenum.
13. Frankenhauser, M. (1983). The sympathetic-adrenal and pituitary-adrenal response to challenge: comparison between the sexes. In T. M. Dembroski, T. Schmidt & G. Blumchen (Eds.), Biobehavioral bases of coronary heart disease. Basel: Karger.

14. Gorayeb, R. (2010). Psicologia da saúde no Brasil. Psicologia: Teoria e Pesquisa, 26(nº especial), 115-122.

15. Johnston, M. (1990). Psicología de la salud: Perspectivas europeas. Papeles del Psicólogo, 46/47. Retirado de http://www.papelesdelpsicologo.es/vernumero.asp?id=465

16. Matarazzo, J. D. (1980). Behavioral health and behavioral medicine: Frontiers of a new health psychology. American Psychologist, 35(9), 807-817.

17. Neder, M. (2005). Mathilde Neder – Homenageado. Psicologia: Ciência e Profissão, 25(2), 332-332.

18. Ribeiro, C. T. M., Ribeiro, M. G., Araújo, A. P., Mello, L. R., Rubim, L. C., & Ferreira, J. E. S. (2010). O sistema público de saúde e as ações de reabilitação no Brasil. Revista Panamericana de Salud Pública, 28(1), 43-48.

19. Rodríguez-Marín, J. (2003). En busca de un modelo de integración del psicólogo en el hospital: Pasado, presente y futuro del psicólogo hospitalario. In Remor, E.; Arranz, P. & Ulla, S. (Eds.), El psicólogo en el ámbito hospitalario (pp. 831-863). Bilbao: Desclée de Brouwer Biblioteca de Psicologia.

20. Santos, F. M. S. & Jacó-Vilela, A. M. (2009). O psicólogo no hospital geral. Paidéia, 19(43), 189-197.

21. Sobrosa, G. M. R., Zappe, J. G., Patias, N. D., Fiorin, P. C., & Dias, A. C. G. (2014). O desenvolvimento da Psicologia da Saúde no Brasil a partir da construção da saúde pública no Brasil. Revista de Psicologia da IMED, 6(1), 4-9.

22. Spink, M. J. P. (2003). Psicologia social e saúde: Práticas, saberes e sentidos. Petrópolis: Vozes.

23. Tonetto, A. M., & Gomes, W. B. (2005). Prática psicológica em hospitais: Demandas e intervenções. Psico, 36(3), 283-291.

24. Vaghetti, H. H., Padilha, M. I. C. S, Lunardi Filho, W. D, Lunardi, V. L., Costa, C. F. S. (2011). Significados das hierarquias no trabalho em hospitais públicos brasileiros a partir de estudos empíricos. Acta Paulista de Enfermagem, 24(1), 87-93.

2 CAPÍTULO

Silvia Maria Cury Ismael

As Vicissitudes da Psicologia Clínica no Hospital: Uma Reflexão

> O foco da psicologia hospitalar é o aspecto psicológico em torno do adoecimento. Além de considerar essas pessoas individualmente, a psicologia hospitalar também se ocupa das relações entre elas, constituindo-se assim em uma verdadeira psicologia de ligação, com a função de facilitar os relacionamentos entre pacientes, familiares e médicos. (Cantarelli, apud Simonetti, 2006,p.142)

A história da psicologia hospitalar veio sendo construída passo a passo até ser regulamentada pelo Conselho Federal de Psicologia (CFP, 2000). Esta permanece em constante desenvolvimento, sendo que a escuta terapêutica com usuários e familiares é imprescindível frente ao processo de adoecimento e hospitalização.

A psicologia da saúde tem sido definida como um agregado de contribuições específicas das áreas educacional, científica, profissional e, porque não dizer, institucional. Visa a promoção e a manutenção da saúde física e emocional, a prevenção e o tratamento das doenças e a identificação de correlatos etiológicos e diagnósticos de saúde. Em um sentido mais abrangente, pode promover a análise, formação e melhoria do sistema de saúde (Castro e Bornholdt, 2004). Considero que a psicologia hospitalar está inserida neste grande contexto da saúde.

Segundo Marcon, Luna e Lisboa (2004, p.29), "a inserção da psicologia junto aos hospitais gerais iniciou-se entre os anos de 1954 e 1957, através da implantação do serviço de psicologia no Hospital das Clínicas da Faculdade de Medicina da Universidade de São Paulo. O trabalho consistia na preparação psicológica de crianças para a realização de cirurgia do aparelho locomotor, mas constituía-se em uma iniciativa isolada no cenário nacional".

Gorayeb e Guerrelhas (2003) referem que somente a partir do fim do século XX e, mais especificamente aqui no Brasil, na década de 1960, é que os psicólogos foram trabalhar em hospitais o que sugere que esta prática ainda está em construção. Os autores acima citados falam sobre o atendimento integral a saúde, onde neste caso, o atendimento interdisciplinar com foco no paciente é fundamental para que olhemos este indivíduo na sua totalidade frente às suas necessidades. Não é considerado aqui o conceito de saúde como somente ausência de doença, mas, muito, além disto, quais os comportamentos de saúde que o indivíduo precisa apreender (Gorayeb e Guerrelhas, 2003).

O hospital, a partir de então, passa a ser um novo local de atuação para o psicólogo. Mesmo tendo seu campo de trabalho ampliado, não havia *background* científico que embasasse sua prática, restando apenas, naquele momento, transpor o referencial teórico adquirido na universidade.

Nos idos de 1980, pouco se falava ou se sabia a respeito de psicólogos atuando em hospitais. Eram poucos os colegas que estavam atuando em hospital. Procurar uma instituição de saúde que aceitasse psicólogos em seu quadro de funcionários era quase impossível, uma vez que o hospital não sabia ao certo sobre a atuação daquele profissional. Mas o psicólogo foi se inserindo gradativamente no hospital, alguns para atender uma demanda específica e outros ligados às equipes que atendiam em determinada instituição.

Gorayeb e Guerrelhas (2003) citam que a partir do final do século XX, a psicologia intensificou sua atuação relacionada à saúde biológica, sendo então incluída na prática médica. O trabalho do psicólogo tem adquirido, nos últimos anos, reconhecida importância na promoção de saúde e melhoria da qualidade de vida das pessoas vinculadas a instituições hospitalares (envolvendo ações de prevenção, ações educativas e a própria intervenção).

Quando escrevi um texto sobre a inserção do psicólogo no contexto hospitalar, em 2005, mencionei o caráter cada vez maior das doenças crônicas já no século XX, em detrimento das doenças infectocontagiosas (Ismael, 2005). Hoje este cenário está cada vez pior e espera-se que, se as doenças crônicas não transmissíveis (DCNTs) não forem abordadas em sua causa, ou seja, nos fatores de risco que as fazem emergir, 37 milhões de mortes são esperadas nos próximos anos. A Organização Mundial da Saúde (OMS) afirma que as doenças crônicas são as principais responsáveis pela ocorrência de 60% das mortes ocorridas no mundo. Entre seus fatores de risco mais comuns e que podem ser modificáveis temos o sedentarismo, a obesidade e o tabagismo (WHO, 2011), destacando-se a importância da psicologia no tratamento desses aspectos.

A adesão ao tratamento ainda é considerada de fundamental importância no gerenciamento e cuidado da doença crônica. Além de cuidar da doença adequadamente, indo ao médico, tomando remédios, o paciente precisa mudar seu estilo de vida. A OMS destaca que a baixa adesão é um problema mundial. Não há erro em dizer que trabalhar com o paciente para adesão ao tratamento é um campo da psicologia, seja dentro ou fora do hospital. Não devemos descartar a relação médico-paciente para que a adesão seja adequada, mas quando se fala em mudar de estilo de vida, hábitos e adotar comportamentos de saúde, se o paciente não tiver recursos de enfrentamento para tais situações, ou mesmo se estes recursos forem inadequados, este decididamente é um campo para o psicólogo no hospital.

Após estas considerações iniciais, pretendo apresentar o meu percurso de 37 anos pela psicologia hospitalar, desenvolvido a partir da experiência de trabalho em um hospital de referência em cardiologia no Brasil: o Hospital do Coração (HCor). A intenção será contar como este trabalho aconteceu, desde sua criação até sua efetivação e reconhecimento, enquanto uma das áreas necessárias dentro do hospital. Como um desdobramento desta experiência, proponho ainda uma reflexão a respeito das mudanças e adaptações que a psicologia hospitalar é convidada a realizar neste contexto, entre elas a questão do psicólogo como gestor. Espero, com isto, incentivar os colegas, que estão iniciando nesta área, a não desistir diante de adversidades, assim como fazê-los pensar em como sair do modelo tradicional de atendimento ao paciente – que ainda é ensinado nas universidades – e que precisa ser constantemente repensado e adaptado ao cenário hospitalar.

O começo...

Quando ainda estudava psicologia, mais especificamente quando estava no terceiro ano da faculdade, tive a oportunidade de me inserir como estagiária no HCor. A proposta era poder ficar com as crianças em leitos específicos que na época caracterizava-se como pediatria. Neste período, procurava fazer um trabalho de recreação: desenhava, pintava e contava histórias. Achava importante levar a elas um pouco de sua infância deixada em casa, resgatar um pouco o dia a dia de ser criança, conceito que atualmente justifica a existência obrigatória de brinquedoteca em hospitais.

Ao mesmo tempo, escutava e observava as mães em um diálogo, por vezes, silencioso com seus filhos. Olhares assustados e preocupados, sem saber o que ia acontecer naquela situação. Lembro-me, que certa vez, uma das crianças foi a óbito – e a mãe chorava muito – a tristeza então *contaminou* toda a "pediatria". Eu olhava aquela mãe e pensava o que eu faço, como posso ajudar? Senti-me extremamente impotente, como de fato me senti inúmeras vezes em diferentes situações de angústia e morte presentes. Cassorla (1991) *apud* Kovacs (1995), refere que o profissional de saúde pode captar o sofrimento do paciente, seja por identificação ou pela mobilização de situações pessoais, o que explica a percepção de impotência sentida. Neste sentido, pode aparecer sentimento de culpa, impotência, assim como defesas psicológicas, por não ter recursos de enfrentamento adequados para lidar com aquela situação.

Esta impotência toma conta não somente de nós psicólogos, mas da equipe de saúde como um todo. A morte do outro nos faz pensar na nossa própria morte, assunto este que ainda é difícil de ser discutido em muitas instituições de saúde. Levei este caso a um professor da faculdade, que tinha se comprometido a me supervisionar, dada esta prática ser muito nova na psicologia. Na sua fala, identifiquei um conceito que é imprescindível sempre, quando se aborda o ser humano: a empatia. Ele disse: "às vezes temos que nos colocar no lugar do outro e tentar entender como ele se sente. Podemos somente ouvir e acolher, esta é a melhor forma de ajuda para alguns momentos [...] fique ao lado dela e por dentro chore junto". Entendi que o "chorar junto" significava compreender e se colocar na situação do outro, para poder avaliar e saber como agir com respeito e ética ao paciente. Esta primeira experiência foi vivenciada como um desafio: desejo de querer estar naquele lugar, poder acolher, escutar, ouvir e ajudar a "dar voz" àquilo que outro tem dificuldade de expressar.

Após finalizar a faculdade, continuei no hospital, com a proposta de estar neste espaço e acompanhar estas crianças e suas famílias. Ainda não estava contratada, mas estava ali presente, observando tudo e todos com muitas ideias do que poderia ser feito naquele lugar, depois de cinco anos de formação em psicologia e dois anos e meio como estagiária. Aos poucos, pela observação do que ocorria com os pacientes que internavam, uns saíam de alta bem e outros iam a óbito, as diferentes propostas de atuação naquele contexto foram emergindo.

Muitas foram as trocas com os médicos, equipe de enfermagem e com os pacientes atendidos pela psicologia. Mas ainda não havia me inserido de fato enquanto um membro da equipe. Nestes espaços de trocas, as experiências vividas suscitavam em mim a necessidade de criar e formalizar um trabalho, tanto com o paciente, quanto com a família e equipe.

Uma destas experiências foi vivida no atendimento a uma mãe na unidade pediátrica do hospital. Enquanto atendia a ela, que carregava no colo o seu bebê doente, fui surpreendida com esta mãe que, ao perceber que seu filho havia desfalecido, com uma calma inexplicável (ou talvez em choque), disse-me: "nossa, eu acho que ela morreu". Em uma resposta automática a esta fala, subitamente saí correndo pelo corredor, em busca de alguém que pudesse salvar esta criança. Ao encontrar a enfermeira do andar, senti-me aliviada e feliz, pois ela, ao não duvidar de minha aflição – pôde tomar as medidas emergenciais cabíveis àquela situação, tendo êxito em sua atitude ao conseguir reanimar o bebê. Este "quase óbito" desencadeou na mãe uma insegurança e um medo real, que permeia o tempo todo o contexto hospitalar: o medo da morte.

A partir deste acontecimento, acompanhando e fornecendo-lhe escuta e suporte, uma vez na UTI, foi possível trabalhar a interface entre mãe e equipe, não somente garantindo que ela pudesse ter o acolhimento necessário, mas também favorecendo para que ela pudesse estar com o seu bebê, ao ajudá-la a lidar com aquela situação, ao mesmo tempo em que procurava traduzir para a equipe suas necessidades emocionais.

Torna-se relevante, neste momento, fazer um parêntese para falar do conceito de equipe multidisciplinar. A equipe multidisciplinar é uma associação de disciplinas com um objetivo único, com pontos de vista distintos; as ações são independentes, não há uma identidade grupal, o grupo atua centrado na figura do médico e estes aspectos dificultam a tomada de decisão em relação ao que o paciente necessita. Talvez em muitos hospitais isto perdure (Japiassu, 1976; Della Nina, 1995; Mota, Martins, Veras, 2006).

Quando falamos em um trabalho de equipe multidisciplinar, com atuação interdisciplinar, a finalidade é integrar, falar uma mesma linguagem e, a equipe como um todo, deve saber o que ocorre com o paciente. É uma equipe que age como um time, onde todos os jogadores, independente de sua posição no jogo, tem o foco centrado no paciente. As ações são colaborativas, interdependentes e complementares, observa-se uma identidade grupal. Não é somente *fazer a sua parte,* mas também *fazer parte*.

Na visão de Hinojosa (2001), a equipe não se resume a passar informação para os profissionais, ela demanda uma cultura colaborativa que deve resultar em real cooperação entre seus membros. Ele ressalta a importância de criar um clima de confiança, desenvolver crenças e atitudes comuns e "empoderar" (*empowerment*) a equipe para que ela possa conduzir adequadamente o cuidado. É com este foco, que nos últimos anos, foram instituídas no hospital as chamadas "rondas" ou **rounds**. Neste formato de trabalho, a equipe multidisciplinar elege um ou mais casos de pacientes, que necessitam de um olhar especial, onde toda equipe participa e atua de maneira interdisciplinar, adotando medidas de cuidado diferenciado, trocando informações e saberes, com foco no paciente.

Voltando ao meu percurso dentro da instituição, depois de algum tempo, naquele contexto, fértil para muitas ideias e com vontade de trabalhar, o diretor clínico do hospital se dispôs a ouvir minhas propostas e ofertas de trabalho. Como a maior demanda da instituição era a cirurgia cardíaca – desde a infância até a terceira idade – passei a oferecer um acompanhamento aos pacientes da unidade cirúrgica e seus familiares: desde sua entrada no hospital, até o momento de sua alta. Naquela época, a demanda era grande, pois o atendimento, com fins de cirurgia cardíaca, não era restrito aos casos particulares ou convênios, se estendendo aos pacientes do Sistema Único de Saúde (naquela época, INSS), configurando-se em um trabalho intenso.

Para que eu pudesse me inserir nesta equipe, a condição era que eu participasse efetivamente de todo o processo: desde assistir algumas cirurgias (pelo menos por um mês), até observar a recuperação dos pacientes no pós-cirúrgico, tanto na Unidade de Terapia Intensiva (UTI) até sua pronta recuperação no quarto. Esta experiência no início foi um pouco assustadora, pois a universidade não havia me preparado para estar em uma sala de cirurgia.

A cada cirurgia que assistia e a cada paciente que observava, em sua fragilidade emocional, totalmente despojado de seu controle, trazia-me a certeza de que era ali que a psicologia deveria ser colocada em prática. Vale mencionar que a falta de controle nestas situações, onde o paciente fica totalmente despojado do domínio sobre si mesmo, é que aparece o medo e a insegurança que pode permear todo o período de internação.

Na verdade, aquele foi um grande aprendizado, que vale até hoje e que busco compartilhar com os psicólogos que querem atuar em hospitais: saber sobre a doença do paciente, entender como seu tratamento se desenvolve, saber o que ele sente quando adentra um centro cirúrgico ou está em uma UTI, nos dota de um saber que permite que a atuação do psicólogo possa ser desenvolvida com maior segurança e consistência. Caso contrário, como podemos ajudá-lo a manejar sua ansiedade, o estresse da hospitalização e, principalmente, estabelecer um vinculo adequado através da escuta.

Estes aprendizados possibilitaram que fosse escrito um "roteiro" nomeado de preparação e orientação para cirurgia cardíaca – publicado posteriormente, no suplemento da revista da Sociedade de Cardiologia do Estado de São Paulo -SOCESP (Ismael, 1988). Este "roteiro" não foi somente um resultado de observações, mas também de uma busca constante de conhecimentos obtidos tanto na leitura de artigos quanto em trocas com alguns professores que se dispunham a ajudar na construção deste trabalho, e ainda através de muito diálogo com os profissionais da equipe multidisciplinar.

Neste ponto, trago uma nova reflexão: O que o hospital espera do psicólogo? O que nós podemos oferecer? Ao se deparar com a entrada do psicólogo no hospital, em um primeiro momento, creio que tanto médico como a equipe multiprofissional tinha uma dificuldade em identificar exatamente no que poderiam se beneficiar da técnica do psicólogo para o melhor resultado do tratamento ao paciente. Estávamos entrando em um campo que, até então, era totalmente conduzido por médicos e enfermeiros, onde o modelo de atuação era biomédico.

Rosa (2005), traz uma contribuição interessante para esta questão. Para que estes outros profissionais possam pedir ou expressar o que esperam do psicólogo, eles têm que, minimamente, conhecer sobre a psicologia e suas possibilidades no campo da saúde. Ainda, o psicólogo tem que ter claro qual o foco de sua atuação e como ele pode se inserir no ambiente hospitalar e, para isto, deve ter um mínimo de conhecimento neste campo.

Um exemplo clássico, da falta de conhecimento sobre o nosso trabalho, pôde ser observado nos pedidos que nos chegavam: para atender uma criança que estava "chorando muito", ou que "não queria comer", ou "não queria tomar banho no horário estipulado". As trocas com a equipe é um momento privilegiado, em que o psicólogo pode esclarecer o seu trabalho e de que forma ele pode ajudar o paciente e deve ser trabalhada sempre, independente de época ou de situação.

Temos aí outro ganho muito importante na questão do trabalho interdisciplinar. A partir do momento que o psicólogo é demandado para um atendimento, o *feedback* para a equipe é condição obrigatória. O *feedback* permite ao outro, não psicólogo, a compreensão de questões emocionais que permeiam o adoecimento, possibilitando aos componentes da equipe multidisciplinar conhecer melhor o funcionamento emocional do paciente neste contexto.

A efetivação – como transpor a psicologia clínica para o hospital?

Passada a fase de aprendizado dos procedimentos e da elaboração do roteiro de acompanhamento dos pacientes, veio a contratação. A partir do momento que o psicólogo passou a fazer parte do quadro de funcionários do hospital – de fato e de direito – a equipe passou a enxergar este profissional de maneira totalmente diferente, reconhecendo-o como parte do contexto.

No início, foi um trabalho árduo fazer a equipe perceber que quando estávamos com um paciente o ideal era não ser interrompido para submetê-lo a outro procedimento, um raio X ou uma coleta de sangue por exemplo. Aos poucos, a equipe foi trabalhada para esta compreensão. Hoje em dia, a presença do psicólogo no atendimento ao paciente é respeitada, mas ainda podem ocorrer interrupções por questões que possam ser urgentes (como necessidade de dar alguma medicação que não pode ser atrasada). Novos profissionais que chegam ao hospital e não tem familiaridade com esta prática precisam ser orientados. Foram períodos e tempos difíceis, mas é fato, que respeitar o lugar do outro, se fazer respeitar e mostrar a que veio é a melhor forma de conquistar o espaço que nos pertence, trabalhando com profissionalismo e ética.

Desde então, pode-se dizer que começava uma transição de um atendimento totalmente centrado no modelo biomédico para o modelo biopsicossocial. O paciente não entra no hospital somente com sua doença, despojado de sua vida. Ele entra em um ambiente diferente, do qual não tem controle e é acometido por algum problema de saúde que pode fazê-lo morrer. Isto suscita medo, ansiedade, estresse, repercussões emocionais. Repercussões estas que podem fazer com que ele repense sua vida e valores. Mas, ao mesmo tempo, pode mostrar que é necessário mudar seu estilo de vida, seus hábitos se quiser continuar a viver, se quiser ter saúde e qualidade de vida (Ismael, 1995, 2005).

Neste ponto, Rosa (2005) nos propõe outro questionamento: Como transpor o aprendizado, obtido na faculdade, em psicologia clínica, para um ambiente tão diferente que é o hospital? Qual a melhor linha teórica para ser utilizada neste contexto?

Sem dúvida, inicialmente, até por falta de literatura específica sobre esta nova área, o psicólogo entra no hospital levando a psicologia clínica nos moldes do que foi ensinado na faculdade. Os cursos de graduação em psicologia não preparam ainda o psicólogo para esta área de atuação. São poucos os cursos que contemplam, em sua grade curricular, um módulo sobre psicologia hospitalar.

Algumas universidades incluem em seu quadro de disciplinas um semestre de psicologia hospitalar e o denominado "estágio" se resume a dez visitas semanais de quatro horas. Ora, na semana seguinte, quando o estagiário voltasse para o atendimento, aquele paciente, visitado anteriormente, provavelmente não estaria mais internado. Desta forma, o aprendizado se dá por meio de cursos de especialização ou aprimoramento, reconhecidos pelo MEC e, até bem pouco tempo atrás, pelo Conselho Federal de Psicologia (CFP, 2000). Hoje, conta-se com uma atividade, ainda muito recente, que é a residência multiprofissional (em que o psicólogo pode chegar até R3), implicando em uma carga de trabalho de 60 horas semanais, com supervisão constante e plantões semanais.

Transpor o aprendizado da psicologia clínica para a prática hospitalar sem adaptá-la, tornava-se inviável, pois existiam diferenças. No hospital não era o paciente que me procurava, eu é que tinha que ir até ele e oferecer meu serviço. O *setting* terapêutico era totalmente diferente, não existia a sala de atendimento. O campo de trabalho podia ser uma enfermaria com seis leitos, uma UTI totalmente aberta ou um quarto repleto de familiares, que não queriam deixar o paciente sozinho para conversar com o psicólogo. Neste ponto me deparei com um novo impasse: como ficaria o sigilo? Além de um trabalho de escuta oferecido em um local em que o paciente não está sozinho, este atendimento deveria ser transcrito no prontuário para nortear a equipe sobre a condição emocional do paciente. Nesses casos, o que pode ser compartilhado que não comprometa o sigilo?

Foram muitos os questionamentos e aprendizados; as adaptações do modelo tradicional de atendimento, do *setting* terapêutico e da técnica que não poderia ser trabalhada da mesma maneira que em consultório. O paciente não fica ali o tempo que precisamos para cuidar de suas angústias, medos e fantasias. O hospital é um ambiente dinâmico e, por vezes, não há muito tempo com o paciente. Na verdade, em uma instituição privada como o HCor, que atende em sua grande demanda pacientes de convênio, o tempo de internação fica reduzido.

Neste sentido, a busca pelo recurso da psicoterapia breve focal foi uma solução cabível e pertinente. Ela pode ser de orientação psicanalítica, na terapia cognitivo-comportamental, na abordagem centrada na pessoa ou na fenomenologia, dependendo da linha teórica do profissional.

A partir de 1983, os primeiros congressos, simpósios, jornadas na área hospitalar começaram a ser realizados. Foi magnífico perceber, em um primeiro momento, que estávamos no caminho certo, que interessante era a troca com outros colegas no sentido de poder ampliar a prática. Discutíamos a assistência, as possibilidades de atuação, a inclusão das linhas teóricas e trocas de experiências bem-sucedidas. Foram anos de discussão, pesquisa e publicações para a construção de uma literatura científica que começava a tomar corpo e, por que não dizer, dar *alma* à psicologia hospitalar?

No HCor, com o passar dos anos, o serviço foi ampliando, pois começaram a ter demandas bem específicas, além da área cirúrgica: um psicólogo na pediatria, um para os adultos, outro para os pacientes clínicos. Em efeito, vieram as demandas para o pronto-socorro, unidade coronariana e o serviço foi tomando forma e "permeando" o hospital, nas suas diferentes especialidades. Hoje este serviço conta com oito psicólogos contratados atuando em diferentes áreas do hospital e como referência das mesmas. Com a assistência bem estabelecida, em franca ampliação, o serviço de psicologia passou a realizar, concomitantemente, cursos de extensão e especialização, para cumprir uma parte do tripé da psicologia hospitalar: o ensino. Completando o tripé, a pesquisa torna-se cada vez mais necessária, uma vez que se faz importante desenvolver o conhecimento mais aprofundado dos pacientes, de seu funcionamento emocional, para propor as melhores práticas de tratamento com foco no indivíduo.

O hospital veio crescendo em uma velocidade muito grande. A partir da globalização, da troca de informações, da competitividade, a instituição *hospital* foi se tornando uma empresa, uma organização. Como tal, empresas e organizações têm que dar lucro. Não bastava, portanto, somente chegar todos os dias, verificar os pacientes a serem atendidos, atender estes pacientes, evoluir e ir embora. A partir daí, inicia-se uma nova fase, que introduz a psicologia no mundo da gestão. Gestão não era um conceito que se aprendia na faculdade de psicologia, creio que não o é, até hoje.

E a gestão chega aos hospitais e... na psicologia

Os hospitais, principalmente os particulares e/ou filantrópicos, tinham que crescer de forma mais organizada, preocupando-se com a qualidade do atendimento ao paciente; ter uma mão de obra especializada, treinada e atualizada, focada na segurança do paciente, dos profissionais que ali atuavam e, por fim, com qualidade do serviço prestado. Os pacientes passam a ficar cada vez mais exigentes e tudo pode ser pesquisado e checado na internet.

Os hospitais de filantropia passaram por uma drástica mudança. Antes a filantropia era basicamente assistência ao paciente carente ou de poucas condições sociais. Hoje, obrigatoriamente, a filantropia exige assistência, ensino e pesquisa, indo ao encontro do que se preconiza como o tripé da atuação da psicologia no hospital. Além disso, dentro do foco da promoção da saúde, qualquer pessoa, com ou sem condições sociais, tem direito ao acesso à saúde, que reforça o conceito de equidade.

O gestor em psicologia, denominado coordenador ou gerente, deve fazer a gestão dos recursos humanos, ou seja, adequar cada profissional – que faz parte daquela equipe, na área que será designado – a acompanhar seu desenvolvimento, checar se o atendimento é adequado, se está dando *feedback* para equipe, se está evoluindo adequadamente no prontuário e, ainda, supervisionar o trabalho através de reuniões de discussão de casos e grupos de estudo. Deve também gerir a demanda administrativa do serviço, cuidando de presença dos funcionários, férias, folgas, faltas, doenças, plantões de finais de semana, entre outros. Deve cuidar do orçamento da área anualmente, calculando seus gastos e procurando fazer mais, a um custo menor, justificando em termos numéricos o custo daquele funcionário e o tempo que ele despende em suas atribuições. Isto tudo reportado a uma superintendência que ainda o cobra por trazer ideias que tragam recursos sustentáveis para sua área. "Neste novo modelo de reorganização de serviço, se faz necessário ter uma visão muito mais ampla, dinâmica e integrada do que aquela própria a cada profissional. Além das habilidades técnicas, o profissional deve ter a competência em estabelecer relações interpessoais e, principalmente, desenvolver a capacidade de cooperação" (Ismael, 2013, p.1).

O SUS introduziu um novo conceito, chamado de assistência integral ou cuidado integrado, "entendido como um conjunto articulado e contínuo das ações e serviços preventivos e curativos, individuais e coletivos, exigidos para níveis de complexidade do sistema" (lei 8080/90). Esta proposta tem sido aos poucos levada aos hospitais particulares na intenção de reforçar o olhar ao paciente como um ser biopsicossocial.

Boff (2000) e Heidegger (2007) *apud* Steiner (1978) falam do conceito de cuidado integrado que significa ter uma atitude de escuta e ser acolhedor, de modo integrado, por aqueles profissionais que fazem parte da equipe como partes, mas que funcionam de modo complementar. Com o advento dos processos de certificação de qualidade de serviços hospitalares, conhecidos por acreditação, fica cada vez mais importante e necessário demonstrar concretamente o conceito acima discutido.

Com isto, o serviço de psicologia dos hospitais, certificados pela acreditação, precisou entrar em um contexto muito diferente, que também não é ensinado na faculdade. Todo trabalho executado pelo psicólogo precisou ser descrito em documentos e em forma de processos. Fluxos de trabalho precisaram ser desenhados no seu passo a passo, com o objetivo de que o acompanhamento psicológico disponibilizado ao paciente (avaliação, diagnóstico e conduta proposta) fosse realizado de maneira uniforme e garantisse a qualidade daquele atendimento.

Outra novidade que vem ganhando espaço, cada vez maior, em hospitais com selo de qualificação de serviços, é o estabelecimento de protocolos para os atendimentos. O protocolo tem por finalidade abranger aquele paciente de modo organizado, coerente, uniformizado, com o intuito de garantir a qualidade do atendimento. Neste, podem estar contemplados um questionário de avaliação e acompanhamento do paciente, como também testes psicológicos que ajudem a melhor avalia-lo. Por exemplo, no HCor temos um protocolo para pacientes que são infartados. Neste protocolo, a equipe multidisciplinar atua de maneira integrada e consoante. A psicologia tem sua rotina descrita, um plano a ser seguido com informações e testes que podem ajudar na avaliação. Um acompanhamento é proposto em um período maior que extrapola a internação e, com isto, garante-se que o paciente possa se cuidar melhor, não somente no aspecto físico como no emocional. A partir das anotações destes pacientes atendidos, pode-se extrair um material para pesquisas que visam melhorar o atendimento, assim como compreender cada vez mais o paciente. Destas pesquisas, com certeza saem publicações que enriquecem nossa área, no que diz respeito ao conhecimento científico.

Considerações finais

Desde o início da prática psicológica dentro dos hospitais, até os dias de hoje, com a regulamentação da psicologia hospitalar pelo Conselho Federal de Psicologia, no ano 2000, muita coisa mudou e evoluiu neste contexto.

Confesso que tem sido um desafio passarmos por tantas mudanças de enfoques e de objetivos de maneira tranquila e fácil. Por vezes, temos que nos despojar daquilo que aprendemos na nossa formação, negar quase tudo e iniciar tudo de novo de outra forma, para que possamos dar continuidade a nossa prática.

Cabe a nós profissionais, que atuam nesta área, escrever sobre estas mudanças para aqueles que estão chegando. Escrever sobre aquilo que permanece e sobre o que evoluiu para suprir as necessidades desta especialidade. Esta não é uma tarefa fácil, uma vez que muitos profissionais ainda não se unem para trocar experiências e falar de suas realidades. Os congressos ainda não contemplam a discussão destas questões e, quando o fazem, poucas pessoas estão presentes para assistir e debater.

É interessante observar, neste foco de pensamento, que muitos dos psicólogos ainda não percebem a extensão da sua possibilidade prática dentro do hospital e, por que não dizer, dentro do contexto da saúde. Estou me referindo aqui à prevenção primária dentro do contexto hospitalar que não foi prevista na época da definição da profissão do psicólogo hospitalar. Esta pode e deve também se iniciar no hospital. O que se observa, no entanto, é que este campo ainda não está sendo percebido e assumido pela maioria dos psicólogos hospitalares. Deixo aqui a questão da prevenção primária também ser feita em hospital para reflexão. A nós profissionais, há mais tempo na área, cabe difundir as mudanças e alertar quem nela adentra, para este dinamismo que se interpõe cada vez mais na nossa realidade.

REFERÊNCIAS BIBLIOGRÁFICAS

1. Boff L. Saber cuidar: ética do humano - compaixão pela terra. 6.ed. Petrópolis, RJ: Vozes; 2000. 199 p.

2. Brasil. Presidência da República. Casa Civil. Lei 8080 de 19 de setembro de 1990. Dispõe sobre as condições para a promoção, proteção e recuperação da saúde, a organização e o funcionamento dos serviços correspondentes e dá outras providências. Diário Oficial da União, Brasília (DF). 1990. 20 set. 1990.

3. Cantarelli APS. Novas abordagens da atuação do psicólogo no contexto hospitalar. Rev SBPH. 2009; 12(2):.137-147.

4. Cassorla RMS. Do suicídio: estudos brasileiros. Campinas: Papirus, 1991.

5. Castro EK; Bornholdt E. Psicologia da Saúde × Psicologia Hospitalar: Definições e Possibilidades de Inserção Profissional. Psicologia Ciência e Informação. 2004; 24 (3), 48-57.

6. Conselho Federal de Psicologia. Resolução nº14/2000 de 20 de dezembro de 2000. Brasília, DF; 2000.

7. Conselho Federal de Psicologia. Resolução 014, 2000. Disponível em http://site.cfp.org.br/wp-content/uploads/2000/12/resolucao_14.pdf

8. Della Nina M. A equipe de trabalho interdisciplinar no âmbito hospitalar. In: Oliveira M.F. P; Ismael S.M.C. (org.). Rumos da psicologia hospitalar em cardiologia. Campinas: Papirus; 1995

9. Gorayeb R, Guerrelhas F. Sistematização da prática psicológica em ambientes médicos. Rev. Bras. Terapia Comp.Cogn. 2003; 1:11-19.

10. Heidegger M. Ser e tempo: Parte 1. 8.ed. Petrópolis: Vozes; 2007. 325 p.

11. Hinojosa J. et al. Team collaboration: a case study of an early intervention team. Qualitat. Health Res. 2001; 11:.206-220.

12. Ismael SMC. Orientação para Cirurgia, Manutenção da Saúde e Prevenção da Doença no Serviço de Psicologia do Hospital do Coração. Rev SOCESP. 1988; 2:.12-15.

13. Ismael SMC. A inserção do psicólogo no contexto hospitalar. In: A prática psicológica e sua interface com as doenças. São Paulo: Casa do Psicólogo; 2005. p.17-35.

14. Ismael SMC, Santos JXA. O cuidado integrado na melhoria da assistência interdisciplinar. In: Psicologia Hospitalar Sobre o adoecimento...articulando conceitos com a prática clínica. São Paulo: Atheneu;2013.p.1-7

15. Japiassu H. Interdisciplinaridade e Patologia do Saber. Rio de Janeiro: Imago; 1976.

16. Kovacs MJ. O profissional de saúde em face da morte. In: Rumos da psicologia hospitalar em cardiologia. Campinas: Papirus;1995. p.89-105

17. Marcon C ,Luna IJ, Lisboa mL. O Psicólogo nas Instituições Hospitalares: Características e Desafios. Psicologia Ciência e Informação .2004; 24 (1):28-35.

18. MotaRA, Martins CGM, Véras RM. Papel dos profissionais de saúde na política de Humanização hospitalar. Psicologia em Estudo, Maringá. 2006; 11(2):,. 323-330.

19. Oliveira MFP, Sharovsky LL, Ismael SMC. Aspectos emocionais do paciente coronariano. In: Rumos da psicologia Hospitalar em Cardiologia. Campinas: Papirus; 1995. p.185-98.

20. Rosa AMT. Competências e habilidades em psicologia hospitalar [Dissertação]. Porto Alegre: Universidade Federal do Rio Grande do Sul, Instituto de Psicologia; 2005.

21. Steiner G. As ideias de Heidegger. Trad. A Cabral. São Paulo: Cultrix; 1978.

22. World Health OrganizationChronic diseases. 2011. Acesso em [cited 2011 aug 8] Available from: http://www.who.int/topics/chronic_diseases/en/

3 CAPÍTULO

Leopoldo Nelson Fernandes Barbosa
Juliana Monteiro Costa
Mônica Cristina Batista de Melo

Psicoeducação: Prevenção e Promoção de Saúde no Hospital

O relato histórico da instituição hospitalar sinaliza que o cuidado ao doente percorreu diversas fases no decorrer do tempo, desde a antiguidade até o que se conhece hoje como hospital contemporâneo. A palavra hospital vem do latim *hospes*, que significa hóspede. Isso remete à função primeira dos hospitais, uma espécie de "depósito" responsável por isolar os doentes, com uma finalidade muito mais social que terapêutica (Antunes, 1991). Dentro desta perspectiva, Foucault (1999) concebe o hospital como "um lugar de internamento onde se justapõe e se misturam os doentes, loucos, devassos e prostitutas; uma espécie de instrumento misto de exclusão, assistência e transformação espiritual, em que a função médica não aparece" (p.102).

A partir de 1948, a Organização Mundial de Saúde (OMS) passou a conceber a definição do conceito de saúde como "estado de completo bem-estar físico, mental e social, e não meramente a ausência de doença ou enfermidade" (WHO, 2010) Essa definição, adotada internacionalmente, lançou novas diretrizes para a compreensão do processo saúde-doença, uma vez que outros determinantes passaram a ser incluídos. Dessa forma, para que um indivíduo fosse considerado saudável, seria necessário muito mais que ausência de doença, já que as suas condições básicas de vida deveriam estar asseguradas, incluindo-se aí as de ordem psíquicas.

No final de década de 1940, ocorre também um processo de mudança em relação ao modelo de saúde adotado no Brasil. O modelo clínico passou a ser privilegiado em detrimento das questões sanitaristas. O hospital passou a ser o núcleo produtor das ações de saúde (Sebastiani & Maia, 2003). Esse processo gerou alterações significativas no mercado de trabalho em saúde, principalmente a partir da década de 1970, com a inserção de profissionais de outras áreas do conhecimento.

Um fator que contribuiu para essa ampliação de vagas, principalmente a partir da década de 1980, foi a proposta de despolitização e de extensão dos serviços de saúde à rede básica (Spink, 2003). A saúde passou a ser compreendida como um direito de todo cidadão e dever do Estado. Além de tratar e prevenir suas doenças, a população deveria ter acesso às ações de promoção da saúde. Para que essas propostas fossem viabilizadas, coube ao Estado aumentar e diversificar o número de profissionais nos ambulatórios e hospitais.

Inicialmente, os psicólogos eram contratados para atuar na área de recrutamento e seleção ou para realizar psicodiagnósticos com o auxílio de testes, estando geralmente vinculados ao setor de psiquiatria dos hospitais gerais. Progressivamente, passaram a ser chamados para atuação específica na área clínica, fornecendo suporte aos pacientes, às famílias e às equipes de saúde (Chiattone, 2000).

A Psicologia Hospitalar, no entanto, enquanto área de conhecimento, reconhecida tanto em termos de prática como de produção científica efetiva, inicia-se na década de 1950. Este campo de atuação exigiu, por parte dos profissionais, uma revisão dos seus referenciais de atuação decorrentes da formação tradicional, ancorada no modelo clínico-terapêutico que privilegia o exercício da profissão nos espaços privados (Moré et al., 2004).

Segundo Chiattone (2002), a prática do psicólogo no campo da saúde, especificamente, no contexto hospitalar, recebeu influência direta do modelo biológico, ancorado nos parâmetros epistemológicos que sustentam a ciência tradicional e, consequentemente, a postura do profissional diante do processo saúde-doença. Dessa maneira, a passagem de um modelo clínico psicológico – cuja prática se dava em espaço privado para o âmbito público – modificou a forma de intervenção por parte do psicólogo.

Dentro do hospital, o profissional de psicologia deparou-se com uma nova realidade e necessitou "lançar mão" de algumas habilidades para poder desenvolver seu trabalho em equipe, uma vez que sua prática anterior era individualizada. O modelo biopsicossocial de compreensão do fenômeno que se desenhou como tentativa de superar o modelo biomédico, pretendeu oferecer a possibilidade de uma compreensão mais integrada do processo saúde-doença, rejeitando os pensamentos dualistas e reducionistas (Czeresnia, 2003).

Conceituar interdisciplinaridade não é uma tarefa fácil, pois se trata de um assunto vasto e complexo e abre possibilidade para múltiplas formas de interpretação. Esta dificuldade acentua-se ainda mais na prática. O que se percebe, na maioria das vezes, são encontros multidisciplinares, em que os profissionais permanecem com as suas práticas individuais, distanciando-se do trabalho interdisciplinar. Siqueira e Pereira (1995) assinalam que um dos principais entraves na prática da interdisciplinaridade, entre a equipe de saúde, é a formação dos profissionais que prioriza os conhecimentos técnicos adquiridos e prioriza o trabalho individual em detrimento do coletivo, dificultando a integração entre os membros e a aplicação da prática necessária.

De acordo com Zanon (1994), a interdisciplinaridade caracteriza-se por "ações conjuntas, integradas e inter-relacionadas de profissionais de diferentes procedências quanto à área básica do conhecimento" (p.17). Isto aponta que a perspectiva interdisciplinar envolve a criatividade, originalidade e flexibilidade frente à diversidade de formas de pensar, frente aos problemas e às soluções. O autor chama atenção para o fato de que na prática interdisciplinar não existe uma negação ou mesmo uma desvalorização das especialidades, mas uma superação da fragmentação do conhecimento, na medida em que se reconhece e respeita as especificidades de cada profissional.

Acredita-se que o diálogo permanente com outras formas de conhecimento, conforme pontua Silva (2005), facilita os enfrentamentos profissionais e a assistência humanizada. Isso só se torna possível, a partir do momento em que cada profissional consegue ultrapassar o âmbito individual e clínico, o que implica mudanças na maneira de atuar e na organização de trabalho, bem como demanda de cada membro da equipe uma alta complexidade de saberes.

Assim, faz-se necessário que cada especialidade ultrapasse sua competência e área de formação, tomando ciência de seus próprios limites e abrindo-se para acolher a contribuição de outras disciplinas. À medida que há o respeito a cada território de campo de conhecimento e se consegue nomear os aspectos concordantes e divergentes, assume-se uma condição necessária para elencar as áreas em que se possam estabelecer possíveis conexões.

Estratégias de prevenção e promoção de saúde

Percebe-se na atualidade que, embora muitas doenças possam ser evitadas, estas parecem ter sua incidência aumentada. Apesar da possibilidade de prevenção, as doenças crônicas de modo geral, se configuram como um dos maiores problemas de saúde no Brasil. De acordo com a OMS (2003), as condições crônicas não só serão a primeira causa de incapacidade em todo o mundo até o ano 2020, como também se tornarão o problema mais dispendioso para o nosso sistema de saúde.

A saúde, em toda sua diversidade e singularidade, passa por mudanças, através da interferência da sociedade, da cultura, dos valores e das crenças familiares. A promoção da saúde é associada a um conjunto de valores, tais como vida, equidade, desenvolvimento, participação, parceria, dentre outros. Refere-se também a uma combinação de estratégias: do Estado buscando políticas públicas saudáveis, da comunidade nas ações comunitárias e dos indivíduos na busca de suas habilidades (Buss, 2003).

De acordo com Lefevre e Lefevre (2004), a promoção da saúde pretende ser um novo modo de compreender e de se obter a saúde, através de uma estratégia de articulação que contribui na construção de ações que possibilitam responder às necessidades sociais em saúde. Desse modo, com base no conceito de promoção da saúde, prevenção se constitui em um esforço de se antecipar à doença, como o ato ou efeito de prevenir, de precaver, de chegar antes, de evitar algum dano. É a disposição ou preparo antecipado, preventivo, ou o modo de ver antecipado. Prevenir, como o próprio nome diz, é também prever, não apenas impedir.

A importância da saúde mental foi reconhecida pela OMS e está refletida na definição do conceito de saúde. Assim, a prevenção e o tratamento adequados de certos transtornos mentais e comportamentais, por exemplo, podem reduzir os índices de suicídio, sejam essas intervenções orientadas para indivíduos, famílias, escolas ou outros setores da comunidade em geral. O reconhecimento e o tratamento precoce de depressão, dependência do álcool e esquizofrenia, por exemplo, são estratégias importantes, principalmente na prevenção do suicídio (WHO, 2010).

Têm-se identificado grandes determinantes psicossociais de transtornos mentais e proporcionado informações quantitativas sobre o grau e o tipo de problemas na comunidade. Graças ao progresso do tratamento médico e psicológico, muitos indivíduos e seus familiares, podem receber auxílio e tratamento específicos. Hoje, apesar de apenas alguns transtornos mentais poderem ter seu início evitado, a maioria deles pode ser tratada com sucesso.

No hospital, as estratégias de atuação da psicologia, com vistas à promoção da saúde mental e da saúde de modo geral, para o paciente, a família e a equipe de saúde, podem ser desenvolvidas, essencialmente, por palestras de sala de espera e outras atividades de informação e orientação. Saber sobre os fatores etiológicos e predisponentes para o sofrimento emocional se caracteriza como uma das estratégias mais importantes no trabalho de promoção e prevenção em saúde mental no hospital. Essas estratégias podem facilitar e/ou serem instigadoras para mudanças de comportamento e atitudes frente às doenças, ao sofrimento psíquico e à vida.

A palestra de sala de espera e as atividades voltadas para a informação e orientação podem dirimir diversas dúvidas, facilitar a procura por tratamentos e melhorar a percepção das pessoas em relação às doenças, inclusive diminuir estigmas e facilitar enfrentamentos na atenção primária. É na promoção da prevenção em saúde, que tais atividades deveriam ser desenvolvidas, pois são a base para a assistência da população (Ronzani & Silva 2008; Teixeira & Veloso, 2006).

Psicoeducação: ferramenta na enfermaria, ambulatórios e devolutivas de avaliação

O hospital é um lugar no qual muitas e diferentes possibilidades de atuação podem ser propostas. Entre as diferentes abordagens psicológicas existentes, o hospital demanda uma intervenção breve, com foco no problema atual e possibilidades de melhor lidar com questões inerentes ao momento do adoecimento. Importa considerar a história de vida de cada um, suas particularidades, perspectivas de futuro e, acima de tudo, o modo como enfrentaram situações cotidianas corriqueiras e adversidades que exigem respostas emocionais adaptativas.

O modelo cognitivo propõe que os pensamentos influenciam o humor e na medida em que as pessoas aprendem a identificar e avaliar o seu pensamento, de modo mais realista, elas podem obter respostas adaptativas no seu estado emocional e no comportamento. Mais do que a situação em si, é o que a pessoa interpreta sobre a situação que irá resultar nas respostas de como ela se sente (Beck, 2013). Assim, olhar para a experiência do adoecimento, a partir de uma perspectiva relacional, de como os pensamentos influenciam as emoções e o comportamento, pode resultar no enfrentamento da situação, de modo mais funcional e confortável do ponto de vista emocional, tanto para o paciente quanto para os seus cuidadores e familiares.

Uma sessão individual em consultório é bem diferente do cenário hospitalar e, reconhecidamente, o psicólogo nesse contexto precisa desenvolver outras habilidades terapêuticas. Porém, a aliança terapêutica e o uso da empatia serão exigidos continuamente como base no seu fazer que vai desde a coleta de informações até as intervenções. Entre as habilidades, que precisam ser desenvolvidas ou adaptadas, pode-se destacar a necessidade de planejar o tratamento a partir de necessidades imediatas. Nesse cenário, as sessões serão estruturadas para o esclarecimento das demandas e, diferentemente do consultório, em que podem ser planejadas muitas outras sessões, no hospital cada sessão pode ser a última.

Para isso, obter informações sobre o momento atual, vivenciado a partir de uma condição de adoecimento, causas, consequências, tipos de tratamento, sintomas, uso de medicação, internações, necessidade de cuidados, adaptações na vida, identificação de cuidadores e pessoas que possam dar suporte, é condição importante para o bem-estar emocional. O tipo de suporte que o paciente recebe pode ser resultado do tipo de orientação e preparo que ele, a família e cuidadores receberão. Assim, a psicoeducação pode ser uma estratégia interessante nesse processo de enfrentamento.

Independente da abordagem, a psicoeducação não é rival da psicoterapia. Trata-se de um espaço catalisador do desenvolvimento de estratégias de enfrentamento complementares, de modo que pacientes e seus familiares possam descobrir a melhor forma de lidar com o tratamento para cada doença ou fase em que esta se encontre. A psicoeducação foi projetada para ser de fácil acesso a todos (Baum et al., 2006).

Compreendida como forma de passar conhecimentos relevantes para o paciente, através de diferentes formatos, na psi coeducação podem ser usados livretos, vídeos, livros e *sites* que o terapeuta confie. Há a necessidade de se certificar que a informação é de qualidade e irá beneficiar o paciente e a discussão desses materiais com o terapeuta, além de ampliar a relação terapêutica, pode auxiliar as pessoas a aplicarem o seu conhecimento a outras situações (Dobson & Dobson, 2010). No hospital, uma excelente oportunidade de psicoeducar é reconhecida a partir da troca de informações entre paciente e profissionais de saúde. Esse tipo de contato pode acontecer em reuniões clínicas, visitas na enfermaria, consultas ambulatoriais e através de intervenções em grupo.

A escolha dos materiais ou das informações que serão utilizadas no processo de psicoeducação devem seguir alguns princípios. Devem ser considerados o nível educacional, habilidades com tecnologia, interesse em querer mais ou menos informação, os recursos que ele dispõe para acessar as informações, a privacidade que o paciente pode querer em relação à família saber sobre o seu problema, o nível de sofrimento, a capacidade de concentração para obter informações e a qualidade do material (Dobson & Dobson, 2010).

A psicoeducação é um modo de o paciente poder compreender a diferença entre as suas características pessoais e os recursos que precisará lançar mão para enfrentar a vivência da situação, sejam eles emocionais, cognitivos ou comportamentais. Portanto, na medida em que organiza informações sobre a situação problema, que envolvem o adoecimento, a doença, os sintomas, adaptações para a vida, uso de medicação, cirurgia e/ou internações, o paciente se familiariza com o seu problema e pode ser um colaborador ativo no alcance do seu bem-estar, na medida em que usa recursos de enfrentamento.

A maior parte dos profissionais acredita que a psicoeducação é útil e contribui para o aumento da colaboração do paciente com a intervenção. O conhecimento, em geral, favorece o controle sobre problemas e a mudança de crenças (Dobson & Dobson, 2010). Vários estudos vêm sendo realizados, mais especificamente com transtornos psiquiátricos, e a psicoeducação demonstra resultados promissores no tratamento. Existem evidências de que as intervenções psicoeducacionais e psicossociais podem, por exemplo, reduzir sintomas ou fomentar a aderência ao tratamento farmacológico, nos casos de determinados transtornos mentais, como é o caso da esquizofrenia e do transtorno bipolar (Baum et al., 2006; Figueiredo, Souza, Áglio Jr. & Argimon, 2009). E a inserção dos familiares, nesse contexto, influencia o melhor prognóstico em relação ao transtorno (Mussi, Soares & Grossi, 2013).

Estudo sobre o excesso de atividades desempenhadas por familiares com transtorno psíquico, realizado com 455 cuidadores, aponta que o grau de conhecimento sobre os fatores inerentes ao acúmulo de funções desses cuidadores possibilita a construção de planos de ação, objetivando amenizar essa sobrecarga, entre eles, os programas de psicoeducação que possam esclarecer dúvidas e apoiar o cuidador (Tabeleao, Tomasi & Quevedo, 2014). A psicoeducação de familiares e cônjuges ainda aumentam os resultados terapêuticos, na medida em que estes conhecem melhor a patologia do seu familiar (Figueiredo, Souza, Áglio Jr. & Argimon, 2009; Mussi, soares & Grossi, 2013).

A psicoeducação no contexto hospitalar é uma estratégia que pode beneficiar pacientes e cuidadores. Além de reduzir o sofrimento durante a internação, pode auxiliar pacientes e familiares a vivenciarem a experiência de diagnósticos estigmatizados, realizações de intervenções, compreensão dos sintomas e adesão a tratamentos com maior intensidade, na medida em que ampliam a sua forma de pensar e usam de modo adequado os seus recursos adaptativos.

Comumente, nos ambulatórios acontecem descobertas de diagnósticos de doenças crônicas ou agudas, como a diabetes, a hipertensão ou doenças com estigmas negativos e que requererem procedimentos invasivos, internações para tratamentos ou uso prolongado de medicamentos, como é o caso de alguns tipos de câncer, doenças infectocontagiosas, entre outras. A idade em que esses diagnósticos acontecem e o tipo de modificação que será necessária na vida da pessoa, têm pesos diferentes. O diagnóstico oncológico para uma criança, ou a necessidade de uma mastectomia para uma mulher, podem ter um impacto diferente quando comparados ao diagnóstico de hipertensão ou diabetes para um idoso. De uma maneira geral, essas doenças tem a necessidade de orientação e seguimento de tratamento, pois independente do estigma ou do tipo de procedimento a ser realizado, o curso da doença pode trazer danos significativos e reduzir a qualidade de vida, quando não recebem a devida atenção.

Nas enfermarias também há interferência em relação às doenças agudas ou crônicas. Por exemplo, um trabalhador que sustenta toda a família com o seu salário e é acometido por um traumatismo medular, pode trazer consigo uma imensa carga de ansiedade e questionamentos frente à vida que planejou, mesmo que o tratamento apresente alto grau de resolutividade. Por outro lado, uma mãe de família com picos de hipertensão e necessidade recorrente de internações por complicações cardíacas, pode apresentar sintomas de depressão grave.

Abaixo, segue uma lista de situações onde podem ser implementadas a psicoeducação, através do trabalho do psicólogo hospitalar, considerando especificidades dos ambulatórios e das enfermarias.

- Grupos de orientação para pacientes e familiares sobre a importância da adesão ao tratamento (ex.: hipertensão, diabetes, controle alimentar, uso de medicação em longo prazo): O cuidado em grupo é relatado por diversos profissionais como uma ação associada ao bem-estar emocional.
- Folhetos explicativos sobre doenças, tipos de tratamentos e modos de enfrentamento dos sintomas: Fornecer ao paciente informações reais sobre a doença e as condições de adoecimento, pode favorecer melhor a comunicação entre paciente-família e equipe de saúde.
- Esclarecer dúvidas: Fomentar espaços em que pacientes e familiares possam esclarecer dúvidas com os profissionais de saúde.
- Palestras e campanhas educativas: Passar informações em forma de palestras ou vídeos em auditórios ou em sala de espera pode ser uma excelente estratégia de alcance não somente para o paciente, mas também para o cuidador ou outra pessoa que o esteja acompanhando. Esse tipo de estratégia avança além dos muros das instituições e podem beneficiar, inclusive, pessoas que não estão no hospital.
- Realizar encontros para reavaliação e acompanhamento do seguimento: A educação é processual e gradual. Acompanhar pacientes periodicamente pode estimular a manutenção das estratégias funcionais de enfrentamento que estão sendo utilizadas, além de continuar a fomentar o desenvolvimento de outras estratégias adaptativas.

Ressalta-se a importância de cada serviço poder construir materiais educativos e de orientação específicos, levando em consideração a cultura regional, a linguagem e o nível educacional. A satisfação com o tratamento, conforto emocional e o desenvolvimento de estratégias de enfrentamento mais funcionais podem certamente ser beneficiadas com a psicoeducação. Na medida em que mais conhecimento se tem sobre a doença e as formas de enfrenta-la, seja através da identificação de recursos emocionais e/ou psicossociais, a modificação do pensamento e do comportamento poderá rebater em uma condição de melhor adesão aos tratamentos.

Considerações finais

O cenário atual de desenvolvimento da psicologia hospitalar aponta para a necessidade do exercício constante do psicólogo reaprender com as suas experiências profissionais, reintegrando seus saberes através da permanente investigação sobre eles. Essa atitude vem ao encontro das reflexões deste capítulo, que busca situar o psicólogo como profissional da saúde, que utiliza a psicoeducação como ferramenta de trabalho no contexto hospitalar. Através dessa estratégia, é possível potencializar os recursos emocionais do paciente, da família e de sua rede social significativa, em busca da prevenção e promoção de saúde, no seu sentido mais amplo e integral, em diálogo constante com todos os integrantes da equipe de saúde.

Faz-se necessário enfatizar, também, que a procura pela coerência e significado da intervenção do psicólogo no hospital traz consigo um dos pilares atuais mais importantes no campo da saúde: a humanização do atendimento. Isto fundamenta a "adoção de um processo de acolhimento", em que a confirmação do outro, na sua alteridade, sob a luz da ética, é uma constante a ser construída no cotidiano hospitalar.

Por fim, conclui-se que este estudo não puxa todos os fios, assim como não ilumina todos os cantos. Cada foco de luz em um espaço mostra que ainda há muitos outros a iluminar.

REFERÊNCIAS BIBLIOGRÁFICAS

1. Antunes, J. L. F.(1991) Hospital, instituição e história social. São Paulo: Letras e Letras.
2. Baum, J; Frobose, T; Kraemer, S; Rentrop, M & Pitschel-Walz, G. (2006). Psychoeducation: A Basic Psychotherapeutic Intervention for Patients With Schizophrenia and Their Families. Schizophrenia Bulletin, v. 32 n.1 p. 1-9.
3. Beck, J. (2013). Terapia Cognitivo-comportamental. 2a. ed. Porto Alegre: Artmed.
4. Buss, P. M. (2003). Uma introdução ao conceito de promoção da saúde. In: Czeresnia D, Freitas CM, organizadores. Promoção da Saúde: conceitos, reflexões, tendências. Rio de Janeiro: Fiocruz, p.174
5. Chiattone, H. B. C. (2000). A significação da psicologia no contexto hospitalar. In: Angerami-Camon, V. A. (org.). Psicologia da saúde: um novo significado para a prática clinica. São Paulo: Pioneira.
6. Chiattone, H. B. C. (2002). A significação da psicologia no contexto hospitalar. In: Angerami-Camon, V.A. (Org.). Psicologia da Saúde: um novo significado para a prática clínica. (pp. 73-165). São Paulo: Pioneira Thomson Learning.

Psicoeducação: Prevenção e Promoção de Saúde no Hospital

7. Czeresnia, D. (2003). O conceito de saúde e a diferença entre prevenção e promoção. In: Czeresnia, D. & Freitas, C. M. de. (Orgs.) Promoção da Saúde: conceitos, reflexões, tendências. (pp. 39-53). Rio de Janeiro: Editora Fiocruz.

8. Dobson, D. & Dobson, K. (2010). A terapia cognitiva comportamental baseada em evidências. Porto alegre: Artmed.

9. Figueiredo, A. L., Souza, L, Dell´Áglio Jr, J. C, & Argimon, I. I. L. (2009). O uso da psicoeducação no tratamento do transtorno bipolar. Revista Brasileira de Terapia Comportamental e Cognitiva, 11(1), 15-24.

10. Foucault, M. (1979). O nascimento do hospital. In: Microfísica do poder. 14 ed. Rio de Janeiro: Graal, 1999.

11. Moré, C.L.O.O.; Crepaldi, M.A.; Queiróz, A.H.de; Wendt, N.C., & Cardoso, V.S. (2004). As representações sociais do psicólogo entre os residentes do programa de saúde da família e a importância da interdisciplinaridade. Psicologia Hospitalar. 1(1): 59-75.

12. Mussi, S. V, Soares, M. R. Z, & Grossi, R. (2013). Transtorno bipolar: avaliação de um programa de psicoeducação sob o enfoque da análise do comportamento. Revista Brasileira de Terapia Comportamental e Cognitiva, 15(2), 45-63

13. Lefevre, F. & Lefevre, A. M. C. (2004). Promoção de saúde: a negação da negação. Rio de Janeiro: Vieira e Lent.

14. OMS. Organização Mundial da Saúde. (2003). Cuidados inovadores para condições crônicas: componentes estruturais de ação: relatório mundial. Organização Mundial da Saúde: Brasília.

15. Ronzani, T. M. & Silva, C. M.(2008). O Programa Saúde da Família segundo profissionais de saúde, gestores e usuários. Ciência & Saúde Coletiva. 13(1): 23-34.

16. Sebastiani, R. W; Maia, E. M. C.(2003). Psicología de la Salud em Brasil: 50 años de historia. Revista Suma Psicológica. Fundación Univ. Konrad Lorenz – Colombia, v.10, n.1, p.25-42.

17. Silva, I. Z. Q. J. (2005) O trabalho em equipe no PSF: investigando a articulação técnica e a interação entre os profissionais. Interface (Botucatu) 9:25-38.

18. Siqueira, H.S. G & Pereira, M. A. (1995). A interdisciplinaridade como superação da fragmentação. Caderno de Pesquisa, v. 68, n.4, p 24-37.

19. Spink, M. J. (2003). Psicologia social e saúde: práticas, saberes e sentidos. Petrópolis- Rio de Janeiro, Vozes.

20. Tabeleao, V. P; Tomasi, E. & Quevedo, L. A. (2014). Sobrecarga de familiares de pessoas com transtorno psíquico: níveis e fatores associados. Rev. psiquiatr. clín. [online]. v.41, n.3, pp. 63-66. ISSN 0101-6083.

21. Teixeira, E. R. & Veloso, R. C. (2006). O grupo em sala de espera: território de práticas e representações em saúde. Texto & Contexto em Enfermagem, abril-junho. v.15, n.2. Universidade Federal de Santa Catarina, Florianópolis (SC), Brasil, p. 320-325.

22. Zannon, C.M.A.C. (1994). Desafios à psicologia na instituição de saúde. Psicologia: Ciência Profissão; 13:16-21.

23. WHO. World Health Organization. Disponível em http://www.who.int/en. Acesso em jul, 2010.

HORIZONTES DA PSICOLOGIA HOSPITALAR Saberes e Fazeres

4 CAPÍTULO

Claire Lazzaretti
Wael de Oliveira
Venicius Scott Schneider

Serviço de Psicologia do Hospital de Clínicas da UFPR: Uma História de Trabalho com a Subjetividade

A história nunca é um fato isolado. Esse texto pretende apresentar a contribuição de muitos para a criação do serviço de psicologia, descrevendo o modo como o serviço se organizou durante sua construção, a lógica de sua estrutura funcional a partir das premissas da singularidade e subjetividade, e as dificuldades conjunturais e estruturais que fizeram contraponto para dar lugar à manifestação própria do humano. A constituição de um serviço de psicologia que mereça esse nome deve ser feita de modo a acolher as diferenças próprias de cada profissional e colocá-las a trabalho nas instâncias criadas para isso, produzindo uma amarração suficientemente flexível para absorver os problemas do cotidiano da clínica e resistente o suficiente para se opor aos discursos que visam eliminar as diferenças sem se darem conta de que com isso tendem a eliminar a si mesmos.

O trabalho em psicologia no Hospital de Clínicas da UFPR começou em 1977, com trabalho voluntário, no departamento de tocoginecologia, da psicóloga Maria Mercedes Cerci.

A criação oficial do serviço deu-se em 1986, quando se apresentou anteprojeto para criação do departamento de psicologia hospitalar ao conselho consultivo do HC-UFPR. Mais tarde, foi elaborado um documento sobre a organização administrativa e funcional do referido departamento bem como seu regimento interno e relatório de atividades, onde constavam atividades desenvolvidas em unidades da instituição por diversos profissionais de psicologia que ingressaram posteriormente. O departamento foi renomeado como unidade de psicologia hospitalar; todas as atividades desenvolvidas por profissionais de psicologia contratados, estagiários e voluntários estavam diretamente ligadas a ele eliminando, assim, a prática isolada de psicólogos a convite de um médico ou de um departamento.

No final de 1990, foi criado o serviço de psicopatologia, que tinha, entre seus objetivos iniciais, integrar todos os profissionais da área da chamada "saúde mental", ou seja, os psicólogos e os psiquiatras que atuavam separadamente nos mais variados âmbitos da instituição, para então se produzir esta integração e sistematizar o atendimento através da seção de psicologia e da seção de psiquiatria. Deste modo, a intervenção dos integrantes do serviço de psicopatologia no ambiente hospitalar ampliou-se e foi redefinida enquanto prática clínica, enfatizando a assistência aos pacientes a partir de fundamentação teórica específica. Assim, foram instituídas reuniões clínicas e teóricas, supervisões e estudo de textos. Com tal transformação, muitos profissionais aproximaram-se do Hospital de Clínicas, pois este oferecia um campo único para a prática clínica e discussão teórica. O desafio de construir um lugar onde a subjetividade dos doentes pudesse ser escutada em um terreno marcado hegemonicamente pela medicina tornou-se o norte do Serviço. O hospital passou a ser referência de discussão clínica e tornou-se lugar de interesse para trabalho, o que redefiniu as condições para o programa de estágio voluntário.

Foi enquanto seção de psicologia, que se deu a criação da "rotina de assistência em unidades de internação", ou seja, avaliação e acompanhamento rotineiro a pacientes internados submetidos a procedimentos médicos. Esta rotina passou a ser a principal tarefa do psicólogo no âmbito do hospital, pois auxiliava na função de triar quem receberia cuidados psicológicos.

A triagem de rotina foi estabelecida em 1992, nos moldes da central de internação do Hospital de Clínicas, favorecendo a expansão gradativa da seção de psicologia. Em consequência disto, esta foi levada a organizar-se em áreas denominadas internamente de coordenações: pediatria, tocoginecologia, clínica cirúrgica, clínica médica e ambulatórios.

O trabalho assim organizado possibilitou uma abrangente prática clínica através dos psicólogos distribuídos nas unidades que compunham cada uma das áreas.

Da dissolução do serviço de psicopatologia, em 1994, surgiu o nome do Serviço de psicologia. Esta mudança apresentou o desafio de manter a característica clínica da intervenção junto aos pacientes como elemento identificador do trabalho dos psicólogos no hospital.

Em razão da existência de diferentes abordagens teórico-práticas tais como a psicanálise, a neuropsicologia, a terapia sistêmica familiar, o psicodrama e a psicologia analítica, e em razão da necessidade de prosseguir na construção e na transmissão da clínica em cada abordagem a partir das questões e impasses que surgiam no trabalho de cada profissional, o serviço de psicologia, em agosto de 1995, criou quatro centros de estudos:

- Centro de estudos e de trabalho em psicanálise;
- Centro de estudos de pesquisa e de psicometria;
- Centro de estudos de psicologia integrada;
- Centro de estudos de grupos e instituições.

Estes centros de estudos, vinculados ao serviço de psicologia, tinham a função de encaminhar a discussão, o estudo e algumas atividades específicas de suas competências. Considerando que o âmbito do trabalho "psi" comporta heterogeneidade de abordagens e considerando suas extensões e práticas em um hospital-escola, cada centro de estudos possuía metas e procedimentos específicos no sentido de avançar na transmissão e na pesquisa implementando a qualidade da assistência, de acordo com os objetivos norteadores do serviço de psicologia pautados pelos princípios do HC-UFPR. Ainda hoje tais princípios são válidos, embora os centros de estudo ainda atuantes sejam apenas dois: Centro de estudos e de trabalho em psicanálise e centro de estudos de psicologia integrada.

A *Assistência* a pacientes realiza-se em dois grandes âmbitos: com os pacientes internados no hospital e com pacientes externos, nos ambulatórios.

As *Pesquisas* são realizadas de acordo com os interesses pertinentes ao trabalho dos psicólogos, portanto podem ser próprias ao campo da psicologia ou vinculadas a pesquisas médicas.

A *Transmissão* realiza-se no interior do serviço, no contato com psicólogos de outras instituições, no trabalho cotidiano com as equipes das unidades de internação e/ou dos ambulatórios gerais e de especialidades, com estagiários graduandos em psicologia, com psicólogos voluntários, nas reuniões onde se discutem os termos do contrato com o gestor municipal, nas reuniões de capacitação de equipe técnica em unidades de saúde, no intercâmbio com a universidade, nas jornadas realizadas pelo serviço, nas atividades junto ao CRP onde a comissão responsável pelo trabalho de psicólogos em ambiente hospitalar foi fundada há 14 anos, por três integrantes do serviço de psicologia do HC--UFPR. Por último, nas atividades de coordenação e preceptoria que profissionais do serviço exercem junto ao programa de residência multiprofissional em atenção à saúde.

Em 2010, como consequência de mudanças na estrutura administrativa do HC--UFPR para o sistema de gerências internas, extinguem-se os Serviços autônomos e cria--se a UNIMULTI, unidade multiprofissional composta dos seguintes serviços: serviço social, serviço de prevenção e reabilitação funcional, serviço de psicologia, serviço de terapia ocupacional e musicoterapia e serviço de educação física. Esta última mudança reapresenta o desafio de não se perder o fio da clínica frente a exigências de ordem administrativa, desafio para o qual os psicólogos do serviço de psicologia buscam fazer valer o fundamento da teoria e da técnica, pois este sistema administrativo implica outros agentes a níveis municipal, estadual e federal, características próprias ao funcionamento do SUS, com diferentes expectativas e pressões.

O desafio de sustentar a psicologia clínica em hospital sempre foi o norte do Serviço de psicologia, até mesmo quando apoiou a criação do título de psicologia hospitalar.

Na convergência de definições resultantes da prática e de pesquisas na área da saúde, e atento a conquistas reconhecidas legalmente, como portarias do Ministério da Saúde estabelecendo a obrigatoriedade da presença de psicólogos em equipes multidisciplinares e inclusão do pagamento dos procedimentos realizados pelo psicólogo na tabela do SUS, o CFP (Conselho Federal de Psicologia) publicou a Resolução número 014/2000, que institui nove áreas de especialidades em psicologia para seus profissionais; entre elas, a de psicologia hospitalar.

A titulação em especialidades é um avanço pois, além de demonstrar a ampliação do campo de trabalho em psicologia, estimula os profissionais a aprofundar seus conhecimentos e a pesquisar em áreas específicas.

Por ora, e no serviço de Psicologia-HC, esta realidade é incipiente, pois como demonstra uma pesquisa do CREPOP (2010), intitulada atuação profissional de psicólogos(as) nos serviços hospitalares do SUS, em que participaram 472 profissionais psicólogos, dos quais 72,7% possuíam pós-graduação, apenas 20% deles responderam ter especialidade em psicologia hospitalar, sendo que 57% colocaram que tinham menos de cinco anos de experiência. Estes dados chamam a atenção porque são profissionais recém-formados que estão buscando a titulação ou esta não foi requisitada para o trabalho. Vale lembrar que, para obter a titulação junto ao CFP, o psicólogo precisa comprovar dois anos de prática profissional na área requerida e ter sido aprovado no concurso realizado pelo conselho, ou apresentar certificado de curso de especialização com ênfase na prática. Ainda assim, para um trabalho clínico fundamentado é rigorosamente necessária a formação consistente na linha de intervenção clínica escolhida pelo psicólogo, pois mesmo a titulação concedida pelo CPF sendo desejável por razões políticas de classe, ela não sustenta a operacionalidade e a ética do trabalho clínico.

É importante observar que acontecimentos sociais, econômicos e políticos influem no desenvolvimento de qualquer ciência, e com a psicologia não foi diferente. Se hoje temos que conviver com normatizações excessivas, sobretudo no campo da saúde pública, estas vieram em razão de organizar e sistematizar uma prática. A psicologia hospitalar é resultado do desdobramento de uma especialidade, ou seja, da psicologia clínica surgiu a psicologia da saúde, que buscava congregar a clínica e o social; desta derivou a psicologia hospitalar, com o objetivo de avaliação e assistência psicológica no âmbito do hospital. Especialidade dentro de especialidade, tendência que acompanha a mesma lógica da especialização médica e com ela também um problema, ou seja, o de que com isso acaba se esquecendo do humano. Assim, se a especialização tem sua pertinência na medida em que trata de questões específicas que devem fazer parte da formação do psicólogo que trabalha nesta área, não se pode esquecer o fundamento mais amplo que é dado pela clínica na medida que resgata a subjetividade.

Em uma sociedade fortemente tendente à medicalização dos comportamentos, a demanda por serviços médicos cresce exponencialmente, mas – detalhe curioso, como sabem os que realizam atendimentos de triagem ambulatorial – não diminuem as listas de espera para atendimento psicológico. Com um sistema de atendimentos baseados na classificação de sintomas, a concretização das políticas de saúde pública vê-se à mercê de interesses políticos, econômicos e corporativos, independentemente da ideologia política no exercício do poder, com a multiplicação de normativas para estabelecer tempo e fluxogramas de atendimento, nas quais o apreço é pela quantidade e não pela qualidade do serviço prestado, estabelecendo a soberania da burocracia sobre questões que são de ordem técnica e ética. Como alternativa possível a tal deformação, os programas de residência multiprofissional, criados a partir da Lei nº 11.129 de 2005, buscam capacitar profissionais de várias áreas da saúde para aprender e construir estratégias de trabalho multidisciplinar. A residência multiprofissional em atenção à saúde propicia um espaço de formação de extrema importância ao possibilitar discussões interdisciplinares e faculta à psicologia a possibilidade de transmitir – em formação – a noção ética de que, apesar do crescente imperativo cultural de rechaço da diferença, cada doente deve ser atendido em sua singularidade.

Assim, desde sua construção, o trabalho do psicólogo em um hospital agrega uma tarefa a mais pois, além de sustentar a clínica, precisa lidar com as exigências das instituições nas quais se insere e das políticas públicas de saúde, principalmente em um hospital universitário que atende exclusivamente a população do SUS. São demandas que requerem interpretação e respostas para preservar o trabalho clínico. Neste sentido, o psicólogo que trabalha em hospital é instado a se reposicionar constantemente.

Em tempos de atendimento integral, talvez seja politicamente incorreto alguém perguntar o que faz o psicólogo no hospital. Porém, se antes a questão era "adequar" a clínica ao ambiente hospitalar, hoje o cuidado é no sentido de não fazer da psicologia hospitalar uma teoria psicológica a mais no campo da psicologia pois, no mesmo compasso em que o reconhecimento da necessidade do psicólogo em hospital foi alcançado, parece que o psicólogo corre o risco de se distanciar do seu principal objeto de trabalho – o ser humano, com suas questões e angústias singulares. Como já foi dito, a criação do título de especialidade em psicologia hospitalar é o reconhecimento de uma prática consolidada que delimita uma especificidade pelo ambiente hospitalar que, contudo, não constitui uma teoria psicológica necessária para a escuta ou intervenção psicológica junto ao paciente. A psicologia hospitalar não é uma teoria, apesar de ser uma especialidade; é uma prática que necessita ser sustentada por uma teoria orientada por uma ética, por um método e por uma técnica. Assim, quanto mais aderida ao discurso que orienta as práticas em saúde, mais se caracteriza como especialidade hospitalar. Mas, se o psicólogo que trabalha em hospital busca fazer valer o elemento subjetivo que identifica seu trabalho ao manter distância entre as demandas que lhe fazem e o que faz ao atender os pacientes, isto é o que pode lhe valer como trabalho clínico da psicologia em ambiente hospitalar.

Em tempos de burocratização, constatamos que a implementação – a qualquer custo – de programas de humanização, contribui justamente para a desumanização criando um impasse a partir da própria proposta, por não contemplar o que realmente significa humanizar: dar espaço para a existência da diversidade. Assim, no ímpeto de um espírito totalizante de tornar todos iguais, sacrifica-se a diferença. A consequência deste sacrifício manifesta-se, por exemplo, na proposta de instituir um atendimento para o maior número possível de usuários abarrotando os ambulatórios dos profissionais, exigindo padronização temporal do tratamento e soluções simplificadas para problemas complexos e, por fim, mas não menos importante, implicando em adoecimento do profissional por restar submetido a uma demanda impossível de ser realizada, mas sempre tratada como fruto de sua incompetência. Com isso, cria-se um círculo vicioso onde a doença do profissional causada pela exigência de um trabalho desumanizador implica, ela também, em uma assistência de má qualidade que gera uma fila maior de usuários insatisfeitos com o serviço ofertado. Como resultado, testemunhamos o fracasso da proposta em sua própria aplicação por não contemplar qualquer implicação subjetiva no que propõe. Em nome de um ideal, a realidade é sistematicamente "esquecida" para compor uma imagem criada por índices que não contemplam nenhum ser humano em sua singularidade, nem mesmo o usuário do sistema de saúde ou o profissional que o atende, inviabilizando a própria proposta humanizadora.

Retornando à história e às características técnicas do serviço de psicologia do HC--UFPR, constatamos quatro diretrizes que sempre alicerçaram o trabalho, desde seu início: observação da estrutura institucional e identificação das diretrizes que comandavam seu funcionamento; embasamento teórico para sustentar a prática clínica oferecida; reconhecimento da especificidade do trabalho psíquico onde a doença física tem destaque; estabelecimento de rotinas para registro e comunicação do atendimento psicológico aos pacientes.

Houve muita insistência no sentido de oferecer o atendimento próprio da psicologia reconhecendo o espaço hospitalar como distinto da tranquilidade do consultório privado, sem perder o norte sustentado pela primazia da subjetividade sobre o bem-estar puro e simples do paciente. Além disso, era muito importante compartilhar os registros do trabalho com todos os profissionais envolvidos nas equipes sem comprometer o sigilo e a ética profissional, tanto para efeitos de comunicação interdisciplinar quanto para marcar as características da intervenção pautada pelo respeito à subjetividade.

A partir dessa prática, uma característica do trabalho que se impôs como sumamente importante foi a atenção que se deve dar aos profissionais da equipe de saúde para o estabelecimento de uma relação integrativa própria do trabalho interdisciplinar. Escutar os colegas de trabalho sem levantar as próprias resistências e interagir com eles de modo produtivo, é o que se espera de um psicólogo clínico em instituição hospitalar.

Entretanto, terminados os momentos de pioneirismo e de consolidação do trabalho no hospital, a demanda institucional é tão dinâmica quanto as exigências das políticas de saúde que, reiteradamente, fazem com que a psicologia tenha de fornecer novas respostas a velhos problemas. Frente a tal insistência é prudente tomar as exigências como demandas e avaliar se não constituem um sintoma; para isso, faz-se necessário não as atender apressadamente, pois a direção clínica adverte que, no trabalho da psicologia, é responsabilidade ética deixar lugar para o sujeito porque, quando se trabalha a favor de um ideal que não contempla a diversidade, o resultado é a produção de respostas que são sintomáticas justamente por desconhecerem as diferenças, o que corresponde ao apagamento do lugar do sujeito. A demanda por soluções imediatas e o modo cientificista de considerar os progressos da ciência médica podem ser considerados como importantes fatores que contribuíram para o mau funcionamento do sistema de saúde, que tem demonstrado tendência crescente a dar soluções políticas para problemas técnicos; soluções que são estimuladas por exigências de um produção numérica que possa indicar a eficácia do sistema sem considerar a qualidade do que é ofertado. Deste modo, se o tratamento curto, rápido, barato e em grande escala pode parecer bom para o Estado, não necessariamente o é nem para o Estado nem para o cidadão. Ou seja, quando se fomenta um ideal sem se considerar os aspectos teóricos e técnicos que estão em jogo, o resultado pode ser, e geralmente é, um sistema impotente. Por isso, é importante haver uma direção que considere o desconhecido das incógnitas subjetivas para trabalhar com os problemas dos usuários do sistema dentro de uma perspectiva simbólica, sem encobrimentos de uma realidade que comporta limitações que precisam entrar na equação incluindo também, apesar do aparente paradoxo, o imponderável. Por mais que as soluções propostas sejam avançadas científica e tecnologicamente, jamais se poderá dispensar o sujeito da escolha; ou seja, aquele que, dentre os caminhos propostos, precisará decidir o que considera como o melhor para si, escolha que deve ter lugar como proposição ética fundamental com o respeito pelo que dela resulte, mesmo que muito diferente do que o sistema considera como o "melhor para todos". O contrassenso é que, neste caminho de encontrar e oferecer tratamento para que o paciente recupere seu bem-estar ou seu estado normal, estabeleçam-se tantos padrões de adequação que deixam de fora a subjetividade.

Para confirmar a escolha que se pauta pelo trabalho com o subjetivo, o serviço de psicologia, ao mesmo tempo em que propôs o acolhimento das diversidades como posição de fundamento para os beneficiados por seu trabalho, não deixou de acolher e valorizar as diferentes abordagens dos profissionais que o compõem, incentivando e apoiando o trabalho em equipes, estimulando a formação, e oferecendo espaço onde a clínica tem primazia – seu norte ético.

Hoje, sua estrutura e funcionamento consistem de:

- Reuniões teórico clínicas direcionadas para todos os integrantes do serviço e também para a comunidade interna e externa ao hospital;
- Discussão e sustentação teórica da prática em dois centros de estudos – centro de estudo e de trabalho em psicanálise e centro de psicologia integrada – que contribuem com alternativas éticas, teóricas e técnicas para responder às demandas institucionais;
- Participação ativa nos programas de residência multiprofissional de atendimento à saúde, que, além do objetivo de formação, tem se mostrado como lugar de excelência para abertura a questões ao invés de buscar respostas;
- Comissões de estágio, de pesquisa, de elaboração de protocolos, de ambulatórios, e de humanização, que foram criadas para trabalhar questões mais específicas, tendo como consequência a absorção dos outros centros de estudos acima mencionados.

Vale ressaltar que tal organização não é aleatória mas fruto de uma construção, resultado de um constante trabalho de reordenamento tendo por base os estímulos provenientes dos problemas levantados na prática cotidiana dos profissionais do serviço, para os quais foi necessário dar acolhimento principalmente nos centros de estudo. O resultado deste trabalho é apresentado nas reuniões teórico clínicas que têm o interesse de divulgar, ensinar, discutir e aprimorar com maior abrangência a articulação da prática com a teoria. Com isso, constituiu-se um modo de funcionamento que tem como base a clínica e como encaminhamento norteador as questões da subjetividade.

Vários são os fatores que contribuíram para a construção e posterior sustentação do serviço de psicologia como acolhimento à diversidade, como resposta técnica às demandas de igualdade que tendem a abolir o que caracteriza o essencialmente humano: a subjetividade.

Pretendemos que, ao expô-la deste modo, sua história se perpetue como marca que mantém seu caráter de aposta e não de ideal, que siga como letra para gravar a possibilidade efetiva de um trabalho clínico no campo hospitalar, no qual cada psicólogo em cada serviço de psicologia em hospital possa encontrar seu caminho para preservar o lugar da subjetividade.

5 CAPÍTULO

Elaine Maria do Carmo Zanolla Dias de Souza

Registros Psicológicos no Contexto da Psicologia Hospitalar

Este texto tem como proposta, apresentar informações para instrumentalizar o trabalho do psicólogo, em relação aos registros e elaboração de documentos psicológicos, no contexto da psicologia hospitalar.

O psicólogo, em seu exercício profissional, necessita de fundamentos técnicos, éticos e científicos para formalizar, por escrito, a sua práxis. Essa formalização se materializa sob a forma de diversos documentos tais como relatórios, laudos, atestados, declarações, pareceres, anotações em prontuários, arquivos psicológicos dentre outros.

Esta proposta vem ao encontro de uma demanda dos psicólogos por orientação sobre esse assunto por meio de consultas à Sociedade Brasileira de Psicologia Hospitalar (SBPH), durante minha gestão, na condição de presidente, no biênio 2011/2013.

O registro documental em psicologia tem se configurado como um tipo de demanda de orientação. Trata-se de uma questão importante, pois o ato de registrar um trabalho subjetivo traz uma complexidade muito maior. Registrar não é um ato isolado, mas vai muito mais além, uma vez que envolve pessoas que, quase sempre, procuram o psicólogo por causa de um sofrimento, de uma necessidade, e que precisam de uma intervenção. Além disso, envolve familiares e profissionais de outras áreas, representando a formalização de um trabalho de extrema relevância para a sociedade.

A formalização do trabalho do psicólogo deve estar pautada nos princípios e fundamentos do registro documental, em suas diversas dimensões: científica, ética, técnica, humana e social.

O registro deve, portanto, ser realizado, primeiramente, à luz da Constituição Federal e da legislação infraconstitucional – Código Civil, Código Penal, e em conformidade com o Código de Ética Profissional do Psicólogo assim como com outras normatizações emanadas pelo Conselho Federal de Psicologia – CFP.

É importante ressaltar que, além dos efeitos do trabalho realizado pelo psicólogo, os registros também produzem efeitos e geram consequências.

O Conselho Federal de Psicologia, CFP, é uma entidade de direito público, instituída por lei, com o direito de privativamente orientar, normatizar, fiscalizar e disciplinar a profissão de psicólogo, zelar pela fiel observância dos princípios éticos e contribuir para o desenvolvimento da Psicologia como ciência e profissão; portanto, mediante resoluções, o CFP orienta a profissão do psicólogo.

As normatizações sobre documentos psicológicos iniciam-se com a Resolução 015/1996[1], que institui e regulamenta a concessão de atestado psicológico para tratamento de saúde por problemas psicológicos.

Esta resolução tem importância para a categoria de psicólogos, pois institui o *Manual de Elaboração de Documentos Escritos* produzidos pelo psicólogo, decorrentes de avaliação psicológica: declaração, atestado, relatórios/laudos.

O Código de Ética Profissional do Psicólogo[1] é a bússola que orienta e direciona o trabalho do psicólogo. Ele foi reformulado e aprovado pela Resolução 010/2005[1], e em alguns artigos, aponta a relevância dos registros e documentos. Pode-se destacar o artigo que trata das responsabilidades dos psicólogos.

"Art 1º São deveres fundamentais dos psicólogos. h) Orientar a quem de direito sobre os encaminhamentos apropriados a partir da prestação de serviços psicológicos, e fornecer, sempre que solicitado, os documentos pertinentes ao bom termo do trabalho" (Código de Ética Profissional do Psicólogo).

Atendendo a uma demanda da categoria de psicólogos acerca da necessidade de normatização de registros, em 30 de março de 2009, o CFP publicou a Resolução 001/2009[1] que dispõe sobre a obrigatoriedade do registro documental decorrente da prestação de serviços psicológicos.

Essa resolução torna obrigatório o registro documental de todas as atividades exercidas pelo psicólogo nos diversos campos de trabalho. Vale lembrar que esse registro deve seguir as diretrizes do código de ética, atentando para o cuidado com o sigilo e com a forma de registro dessas informações.

A resolução veio preencher uma lacuna na legislação sobre uma importante prática do psicólogo: o registro das informações decorrentes da assistência prestada, a descrição e a evolução dos processos e os procedimentos técnico-científicos adotados no exercício profissional.

Essa escrita é instrumento importante à própria produção à medida que orienta as conduções e posicionamento dos psicólogos. É um instrumento de defesa de um saber.

Vale salientar que, no primeiro capítulo, é enfatizada a obrigatoriedade do registro, assim como a importância do prontuário do paciente.

O capítulo I, que trata dos registros documentais, dispõe no artigo 1º, tornar obrigatório o registro documental sobre a prestação de serviços psicológicos que não puder ser mantido prioritariamente sob a forma de prontuário psicológico, por razões que envolvam a restrição do compartilhamento de informações com o usuário e/ou beneficiário do serviço prestado. Assim, não resta mais dúvida de que o psicólogo é obrigado a fazer os registros dos seus atendimentos no prontuário do paciente.

Em seguida, o documento aborda a questão polêmica que envolve o sigilo, os objetivos, a atualização e organização do registro.

É importante observar que, no parágrafo 1º, está descrito que o registro documental em papel ou informatizado tem caráter sigiloso e constitui-se de um conjunto de informações que tem por objetivo contemplar, de forma sucinta, o trabalho prestado, a descrição e a evolução do caso e os procedimentos técnico-científicos adotados.

Já o parágrafo 2º define que o registro documental deve ser mantido permanentemente atualizado e organizado pelo psicólogo que acompanha o procedimento.

O que o psicólogo deve priorizar ao realizar os registros?

Para atender à resolução, o psicólogo deve sempre se perguntar: qual o objetivo do meu trabalho? O que é importante anotar para responder ao meu objetivo? Quais aspectos são necessários compartilhar com a equipe para a assistência ao paciente?

O artigo 2º da resolução estabelece que os documentos agrupados nos registros de cada usuário devem contemplar a identificação do usuário/instituição, avaliação de demanda, registro da evolução dos atendimentos, de modo a permitir o conhecimento do caso e seu acompanhamento, bem como os procedimentos técnico-científicos adotados. Também contemplar o registro de encaminhamento ou encerramento, cópia de outros documentos produzidos pelo psicólogo para o usuário/instituição do serviço de psicologia prestado, que deverá ser arquivada, além do registro da data de emissão, finalidade e destinatário.

É importante atentar que os documentos resultantes da aplicação de instrumentos de avaliação psicológica devem ser arquivados em pasta de acesso exclusivo do psicólogo. Quando o psicólogo trabalha com estagiários sob sua supervisão, deve orientá-los a registrar todos os atendimentos e acontecimentos, ficando ainda com a responsabilidade de assinar em conjunto, as anotações realizadas por estagiários.

Outro aspecto relevante nessa resolução relaciona-se à guarda do registro documental, que é da responsabilidade do psicólogo e/ou da instituição em que ocorreu o serviço. O material deve ser guardado em local seguro e privado, com acesso restrito aos profissionais psicólogos, a fim de garantir sigilo e privacidade, mantendo-se à disposição dos Conselhos de Psicologia para orientação e fiscalização, de modo que sirva como meio de prova idônea para instruir processos disciplinares e à defesa legal.

Quanto ao tempo de guarda dessa documentação, o período é de, no mínimo, 5 (cinco) anos, podendo ser ampliado nos casos previstos em lei, por determinação judicial, ou ainda em casos específicos em que seja necessária a manutenção da guarda por maior tempo.

Por ser uma profissão relativamente nova em relação a outras áreas da saúde, como medicina e enfermagem, por exemplo, a formação profissional não contempla a formalização de registros documentais; assim, a resolução do Conselho Federal de Psicologia traz aspectos importantes, considerados pontos fundamentais a serem observados, que abordam essa falha na formação.

As informações a serem registradas pelo psicólogo estão previstas nos incisos I a VI do art. 2º da Resolução, tais como identificação do usuário/instituição, avaliação de demanda e definição de objetivos do trabalho, registro da evolução do trabalho, de modo a permitir o conhecimento desse trabalho e seu acompanhamento, bem como os procedimentos técnico-científicos adotados, registro de Encaminhamento ou Encerramento, documentos resultantes da aplicação de instrumentos de avaliação psicológica, que devem ser arquivados em pasta de acesso exclusivo do psicólogo, cópias de outros documentos produzidos pelo psicólogo, além do registro da data de emissão, finalidade e destinatário.

Fica garantido ao usuário ou a seu representante legal o acesso integral às informações registradas pelo psicólogo, em seu prontuário.

Para atendimento em grupo não eventual, o psicólogo deve manter, além dos registros dos atendimentos, a documentação individual referente a cada usuário.

Quando em serviço multiprofissional, o registro deve ser realizado em prontuário único.

Um desafio para o psicólogo ao registrar os atendimentos realizados no hospital, está relacionado ao conteúdo, isto é, o que deve ou não ser registrado.

A orientação legal do documento em questão nos aponta para a direção de que devem ser registradas apenas as informações necessárias ao cumprimento dos objetivos do trabalho.

Um registro deve obedecer a princípios norteadores na elaboração de documentos. São eles os princípios técnicos da linguagem escrita e os princípios éticos e técnicos.

Ao registrar um atendimento em um prontuário, fazer um relatório ou laudo, os psicólogos encontram desafios e limites. É importante que o profissional saiba delimitar a sua ação de registro, preocupando-se com o conteúdo a ser registrado.

Na experiência da consultoria na SBPH, o maior índice de questionamentos a respeito de anotações em prontuários teve a ver com o conteúdo das informações que ultrapassavam o necessário ou que faltavam.

Ao profissional compete identificar o limite na ação do registro, observando o conteúdo em relação ao tipo de documento a ser elaborado, a forma e o público a quem se destina com o objetivo primordial de auxiliar na promoção da saúde do paciente.

O psicólogo trabalha com a subjetividade e com o princípio da confidencialidade, que é a garantia do sigilo. Limitando o acesso das informações de uma dada pessoa, o acesso à própria pessoa do paciente, à sua intimidade, evita a observação desnecessária do paciente e garante o resguardo das informações dadas em confiança.

No entanto, existem algumas situações em que o psicólogo pode e, por vezes, deve passar determinadas informações fornecidas confidencialmente pelo paciente. Neste caso, é importante que o psicólogo consulte o Código de Ética profissional para saber os limites da confidencialidade das informações.

Na prática, o psicólogo deve evitar o uso de transcrição de falas dos pacientes, cabendo a ele interpretar e analisar cada situação de acordo com os pontos de vista ético, técnico e científico.

A questão do conteúdo a se registrar é algo constantemente pensado pela maioria dos profissionais, que nem sempre se reúnem ou têm oportunidade para refletir a respeito. Ficam pensando no limite entre registrar em excesso e expor o paciente desnecessariamente, quebrando o sigilo. E ainda, entre registrar com superficialidade, não levando contribuições para a equipe multidisciplinar e até para si próprio, ao necessitar de dados dos atendimentos anteriores para se dar continuidade ao trabalho ou mesmo elaborar documentos.

De acordo com Barletta et al., (2012), em uma pesquisa realizada em uma clínica-escola, no estado de Sergipe, com o objetivo de descrever como os registros dos psicólogos eram feitos, verificou-se que estes, em geral, eram realizados de forma precária.

> Os prontuários revisados apresentaram diversos problemas em seus registros, classificados conforme sua natureza e agrupados em sete categorias de problemas: folha de resumo, diferentes informações, assinaturas, falta de informações, folha de encerramento, caligrafia e falta de documentação. Ao final, conclui-se que o registro é uma dificuldade que ocorre desde a formação, sendo necessário repensar formas de desenvolvimento desta competência (Barletta et al., 2012, p. 1).

Conforme definição do Conselho Federal de Medicina na Resolução nº 1.638/2002[1], o prontuário médico é um documento único constituído de um conjunto de informações, sinais e imagens registradas, geradas a partir de fatos, acontecimentos e situações sobre a saúde do paciente e a assistência a ele prestada.

É um documento de caráter legal, sigiloso e científico, que possibilita a comunicação entre os membros da equipe multiprofissional e a continuidade da assistência prestada ao indivíduo, no qual devem ser registradas todas as atividades executadas pela equipe de saúde a um determinado paciente, durante o seu período de internamento.

---

1 Disponível em http://www.portalmedico.org.br/resolucoes/cfm/2002/1638_2002.htm

Algumas orientações contidas nessa resolução podem ser seguidas pelos psicólogos nos registros em prontuários, tais como evolução diária do paciente, com letra legível, data e hora, discriminação de todos os procedimentos, aos quais, o paciente foi submetido, identificação do profissional, com respectivo número do Conselho, carimbo e assinatura.

Considera-se importante que, para as anotações, o psicólogo faça a avaliação psicológica do paciente e familiares, levantando hipótese diagnóstica, registrando informações básicas, que forneçam à equipe de saúde uma visão geral do estado psicológico do paciente, bem como definição de condutas adotadas pela Psicologia em relação ao caso (atendimento, encaminhamento e orientações feitas). As anotações devem ser feitas todas as vezes em que o psicólogo fizer o atendimento ao paciente e aos seus familiares.

O objetivo desse registro é possibilitar a comunicação entre os membros da equipe multiprofissional e dar continuidade aos procedimentos prestados ao indivíduo, além de fornecer dados para fins de ensino e pesquisa.

> As notas psicológicas em prontuário podem constituir uma das formas de firmar a presença e a necessidade do psicólogo como membro efetivo de equipes de saúde que atuam em unidades hospitalares, além de priorizar o processo de atenção integral à saúde e servir de fonte de informação e pesquisa educacional, clínica e administrativa para a tomada de decisões sobre o treinamento e as necessidades do paciente. Além disso, deve servir de meio de comunicação compartilhado entre todos os profissionais de saúde, aproximando a equipe de um contexto de trabalho transdisciplinar (Almeida et al., 2008 p. 1).

As orientações que a resolução traz sobre o conteúdo a se registrar são gerais. Coloca-se a necessidade de esses registros contemplarem a demanda, a descrição, a evolução, os procedimentos e os encaminhamentos. Assim cabe a cada psicólogo definir o conteúdo a se registrar, pensando sempre norteado pelos princípios e normas orientadoras que o Código de Ética traz, sendo um exercício de constante reflexão.

O prontuário tem o objetivo de servir como meio de comunicação entre os profissionais e também de propiciar a possibilidade de uma assistência continuada, permitindo que seja prestado ao usuário um serviço de saúde de qualidade.

Lembrando sempre que, a sustentação técnica, científica, profissional, legal e ética como fundamentos para um trabalho de qualidade, que leve em consideração o compromisso social da profissão, proporcionará benefícios reais para cada sujeito atendido, para a psicologia enquanto ciência e enquanto profissão, assim como para toda a sociedade.

Para maior segurança nos registros documentais, o psicólogo deve buscar suporte no estudo das legislações profissionais, estudos clínico-teóricos, supervisão e, em caso de dúvidas, solicitar orientações nos Conselhos Regionais de Psicologia.

REFERÊNCIAS BIBLIOGRÁFICAS

1. Almeida FF, Cantal C. Costa Júnior ÁL. Prontuário psicológico orientado para o problema: um modelo em construção. Universidade de Brasília. Versão impressa ISSN 1414-9893. Psicologia Ciência e Profissão, 28(2). Brasília junho 2008. Disponível http://dx.doi.org/10.1590/S1414-98932008000200016, acessado em 11/04/2015.

2. Barletta JB, Paixão ALR, Feitosa EPS, Oliveira KS, Santos LA. O prontuário psicológico como recurso para pesquisa e atuação: repensando a formação da competência profissional. Universidade Federal de Sergipe. Revista Psicologia e Saúde 4 (2). Campo Grande dezembro de 2012. Psicologia: ciência e profissão. Revista Psicologia e Saúde. Versão on line ISSN 2177-093X. Disponível em: http://pepsic.bvsalud.org/scielo.php ?pid=S2177-93X2012000200006&script=sci_arttext, acessado em 11/04/2015.

6 CAPÍTULO

Monica Giacomini Guedes da Silva

A Inserção do Psicólogo no Hospital: As Expectativas Construídas na Graduação e a Interface da Academia com a Realidade Institucional

O objetivo de discorrer neste capítulo sobre minha experiência profissional na psicologia hospitalar, compilando teoria e prática vem de encontro ao desejo de oferecer um panorama da realidade do trabalho desenvolvido pelo psicólogo em um hospital de traumatologia e ortopedia, para propiciar uma reflexão pensando nas questões psíquicas que permeiam estas patologias. Com o intuito de enriquecer a compreensão de temas básicos na área de estudo da psicologia em traumatologia e reabilitação estarei discutindo sobre o trauma, o lugar do corpo na construção do sujeito, a deficiência física congênita e adquirida, a relação entre os fenômenos físicos e psíquicos e os caminhos da reabilitação.

Percebo a prática clínica nesta especificidade da psicologia como resultado da intersecção entre as demandas existentes e o saber psicológico nesta área de atuação; ou seja, um caminho na linha de diagnóstico e intervenção em situações e contextos específicos. Espero poder contribuir com autores que em seu percurso profissional vêm se dedicando a determinadas áreas do saber psicológico com séria competência em seu respaldo teórico e atuação prática e propiciar aos interessados uma leitura consistente e de qualidade.

O início de minha jornada na psicologia hospitalar se deu após minha graduação na PUC-SP. Ingressei no programa de aprimoramento em psicologia hospitalar no Instituto Central do HC-FMUSP. Nesta especialização tive oportunidade de acompanhar pacientes vítimas de traumas no PS e na UTI. Em uma instituição hospitalar, as unidades de pronto-socorro (PS) e terapia intensiva (UTI) são consideradas áreas emergenciais, uma vez que os pacientes que se encontram internados nessas unidades, necessitam de cuidados especiais, que não se restringem apenas a cuidados físicos e de manutenção da vida, mas também à qualidade desta e ao suporte emocional. A alta rotatividade de pacientes é uma característica peculiar de tais áreas, em que a limitação e a urgência definem o ritmo dinâmico da rotina.

Na realidade hospitalar, o que se demanda por excelência são as intervenções médicas. Em uma situação de adoecimento, geralmente são desencadeadas reações sintomáticas no paciente. A procura pelos serviços de emergência, após a manifestação súbita dos sintomas físicos e emocionais, promove a necessidade de um diagnóstico imediato e a esclarecer. A descoberta de uma doença acarreta a quebra de referência da continuidade existencial na vida do paciente. Desconhecer sua condição clínica e seu prognóstico gera um aumento significativo nos níveis de ansiedade e estresse. A partir da avaliação psicológica, pode-se perceber que a maioria dos pacientes apresenta dificuldades na compreensão das rotinas hospitalares, procedimentos necessários, além da não aceitação das limitações frente aos cuidados oferecidos pela equipe.

Após nove meses neste programa de aprimoramento, tive que abandonar sua finalização devido à aprovação no concurso público pelo Instituto de Ortopedia e Traumatologia (IOT) do HC-FMUSP. O Hospital das Clínicas é um complexo hospitalar que abrange vários Institutos que prestam assistência ao SUS em casos de alta complexidade. Por ser um hospital escola, ligado a faculdade de medicina da USP, tem como premissa básica, abranger além da assistência, a área de ensino e pesquisa, ligada aos diversos setores médicos e não médicos do hospital. A maioria das equipes deste instituto trabalha em parceria com os profissionais da área da saúde não médicos, estabelecendo um diálogo multiprofissional nas condutas a serem adotadas com os pacientes assistidos.

Um segundo nível de abrangência no campo das competências do trabalho do psicólogo nas instituições hospitalares está centrado na demanda enquanto um "consultor", onde atua em um nível preventivo e educativo, através de informações, esclarecimento e orientação à equipe em relação às questões emocionais do paciente e de familiares que possam interferir no prognóstico de tratamento clínico. O foco desse retorno que os psicólogos oferecem às equipes tem como premissas: a desmistificação dos processos psíquicos para os demais membros da equipe de saúde que assiste ao paciente, a desmistificação e o consequente esclarecimento do trabalho do profissional de saúde mental, a aproximação e inclusão da subjetividade e do simbólico no tratamento do paciente. Não se trata de interpretar o médico ou a equipe de saúde, mas instrumentalizá-los para identificar a problemática do paciente, incluindo aspectos psíquicos e relacionais.

Uma das funções primordiais das equipes multiprofissionais é tomar decisões relacionadas aos cuidados, o que inclui ponderar e selecionar entre as diversas modalidades terapêuticas, determinar sua intensidade e sua duração e, sobretudo, definir os critérios a serem adotados para acompanhar evolução do paciente (Unsworth, 1996).

Evidentemente, esse modelo assistencial, calcado em um modo de funcionamento grupal e coletivo, enfrenta inúmeros desafios associados à influência de diversos fatores, como por exemplo, a percepção individual, o padrão normativo ideal, tamanho, composição, natureza e dinâmica do grupo. Para tanto, é fundamental que o chefe da equipe médica possa coordenar atividades de diferentes categorias profissionais de forma a atender de modo integral os pacientes assistidos.

Embora muitos profissionais possam reconhecer que cada equipe tenha um funcionamento específico, geralmente desconhecem os fatores que condicionam a sua própria equipe. Mas, para que os profissionais possam ampliar os recursos de seu trabalho, precisam saber mais sobre a extensão em que os atributos da equipe são dependentes do grupo, da profissão, da instituição e do sistema de saúde em uma determinada sociedade assistida (Strasser, Falconer & Martino-Saltzmann, 1994).

A psicologia hospitalar tem suas bases no modelo de atendimento clínico. No entanto, ao longo do tempo esta especialização foi se aperfeiçoando em manejos clínicos mais diretivos e focados tanto à realidade hospitalar quanto à demanda que as equipes de saúde priorizavam em relação ao atendimento psicológico enquanto retaguarda de uma enfermidade física.

No contexto hospitalar, o paciente não procura o psicólogo para tratar de questões emocionais que interferem em sua vida cotidiana, mas sim o procura devido a uma situação específica de adoecimento, ou a demanda vem dos profissionais da área da saúde que prestam assistência a esse paciente.

Deste modo, faz-se de extrema importância para a vinculação do paciente com o psicólogo e o possível sucesso deste trabalho, que inicialmente essa demanda direta entre o paciente e sua percepção da necessidade de apoio emocional seja clareada.

Essa demanda deve ser criada, construída, ou elucidada, pois na maioria das vezes ela não vem do próprio paciente, mas sim da equipe ou até da família, e é um dos pontos de extrema importância que deve ser investigado logo no primeiro contato com o paciente. A relação transferencial inicial, que se formará entre o psicólogo e o paciente, estará ligada à ideia que este sujeito tem em seu imaginário, do significado de um atendimento psicológico, da fantasia que este paciente tem do porque ele está se submetendo a esse tipo de tratamento, ou da experiência que ele já pode ter tido em um acompanhamento psicológico anterior.

Desse modo, após entender junto ao paciente seu diagnóstico clínico, o questionamento em relação ao que ele tem de conhecimento real ou fantasioso em relação ao trabalho de um psicólogo e o porquê ele acredita que está sendo submetido a uma avaliação psicológica, ajuda a estabelecer uma transferência mais positiva e realista com este profissional. Desmistificar e entender estas questões ajudam a clarear os motivos desta avaliação e será possível uma melhor adesão e colaboração do indivíduo com as informações que poderão ser colhidas nesta primeira investigação e com o processo de acompanhamento posterior, caso necessário e acordado entre analista e paciente.

A primeira equipe com a qual trabalhei desde o início no IOT foi de afecções paralíticas. Um grupo multiprofissional composto por ortopedistas, psicólogo, fisioterapeuta, terapeuta ocupacional, fonoaudiólogo e serviço social. Por ser uma das equipes da pediatria, com cirurgias na maioria eletivas e que dependiam da colaboração ativa do paciente na reabilitação pós-operatória para ser bem-sucedida, a avaliação psicológica era fundamental para dar a equipe um respaldo da condição emocional da criança e dos pais para se submeter a uma intervenção cirúrgica e colaborar na reabilitação pós-operatória.

Esse olhar da equipe para os aspectos emocionais que poderiam direcionar o sucesso ou a recidiva do procedimento cirúrgico possibilitava para a psicologia um papel ativo e de extrema importância na condução dos casos. Outras equipes tais como a clínica de amputados, de trauma, de lesão medular, dentre outras, também fizeram parte de meu trabalho no hospital, tanto no período de internação, quanto no processo posterior de reabilitação.

No Hospital das Clínicas da FMSUP, a atuação da psicologia já se fazia presente desde o início da psicologia hospitalar, com a psicóloga Mathilde Neder, precursora desta modalidade de trabalho psicológico, desde o ano de 1954. Mathilde desenvolvia na época, um trabalho de acompanhamento psicológico aos pacientes da equipe de coluna do Dr. Eurico de Toledo Freitas. Em 1957, começou a prestar assistência a paciente dos grupos de paraplégicos e amputados sob os cuidados do Dr. Enéias de Brasiliense Fusco. Deste modo, meu trajeto profissional nestes serviços elencava um campo já aberto de atuação profissional, com reconhecimento e respeito de várias das equipes pelo papel do psicólogo no contexto hospitalar.

Durante os anos subsequentes nos quais comecei a atuar também no âmbito acadêmico, dando aula em outras instituições hospitalares e tendo contato com outros serviços de psicologia, principalmente de hospitais particulares, pude ter a clareza de que o papel do psicólogo hospitalar não apresenta socialmente uma solidez de importância e reconhecimento em todo o âmbito da área da saúde. Muitos serviços de psicologia até hoje tentam demonstrar credibilidade atuando em vários hospitais e enfrentando sérias dificuldades quanto à interação com algumas equipes médicas que não reconhecem efetivamente seu papel.

Minha discussão nesse sentido com profissionais da área, alunos dos cursos de pós-graduação e representantes, na época, de nosso conselho de classe (CFP), me fazia pensar que muitos psicólogos que iniciam no ambiente hospitalar, apresentam dificuldades em explicitar com real clareza e objetividade, quais os principais focos de atuação do psicólogo hospitalar e se deparam com equipes de saúde que também demonstram dificuldades em ter clareza de qual a demanda para uma intervenção do nosso serviço.

Essa realidade fica um pouco mais diluída nos hospitais escola e serviços públicos de saúde que já contam com a interação profissional dos psicólogos a mais tempo. Entretanto, a dificuldade de percepção real dos profissionais da área de saúde em relação à atuação da psicologia pode advir do desconhecimento das práticas clínicas do psicólogo e dos resultados que podem ser obtidos através deste trabalho de avaliação e acompanhamento para a recuperação de um paciente que está acometido de uma doença ou de um trauma físico.

Este ponto me suscitava o questionamento de como a psicologia hospitalar poderia alavancar reconhecimento e mostrar credibilidade frente às equipes de saúde. Um ponto importante que levanto aqui é a escassez de trabalhos de pesquisa na área. No ambiente hospitalar, a medicina está a todo tempo sendo estudada e aprimorada pelas pesquisas realizadas. Uma prática que foge um pouco a nossa inicial formação acadêmica e que acaba sendo favorecida nos hospitais escola que em a prática da pesquisa é uma condição inerente à sua formação.

Tanto para desenvolver projetos de pesquisa, quanto para uniformizar as avaliações específicas para cada uma das clínicas atendidas, o psicólogo deve elaborar protocolos de avaliação para serem aplicados em uma entrevista diagnóstica inicial. Estes protocolos psicológicos, geralmente têm como base as anamneses clínicas e delas são compiladas questões de relevância à patologia investigada e à solicitação requerida pela equipe.

Desse modo, as avaliações tendem a ficar mais precisas, claras e objetivas, otimizando assim o tempo da consulta e padronizando as questões que serão abordadas tanto com o próprio paciente, quanto com seus familiares, caso necessário. Estes protocolos sistematizam essa prática de atendimento psicoterápico no hospital e permitem ao psicólogo o conhecimento essencial sobre o tipo de doente que irá assistir e os desdobramentos desde o diagnóstico até o tratamento médico, tanto na internação quanto no acompanhamento ambulatorial.

Esse material, posteriormente, pode servir como instrumento de pesquisa para inferir comportamentos emocionais, frequentes em determinadas patologias clínicas e para explicitar resultados satisfatórios que a avaliação e/ou acompanhamento psicológico promovem com estes pacientes no contexto hospitalar. Também ajudam o psicólogo a avaliar a demanda de acompanhamento psicológico durante o período de internação.

O uso padronizado de testes (inventários ou escalas) na avaliação ajuda a documentar e mensurar os escores obtidos. Posteriormente, esses dados poderão ser arquivados em um banco de dados do próprio serviço de psicologia da instituição e são uma referência mais objetiva de comunicação dos resultados obtidos com a equipe médica.

O Conselho Federal de Psicologia (CFP) se pronunciou a este respeito, por meio do art. 1 da resolução 16, de 20 de dezembro de 2000, orientando: "toda pesquisa em psicologia com seres humanos deverá estar instruída em um protocolo, a ser submetido a apreciação de comitê de ética em pesquisa, reconhecido pelo Conselho Nacional de Saúde, como determina a Resolução MS 196/96 do CNS"(CFP, 2000).

Deve-se pensar na elaboração de um protocolo de avaliação para cada clínica atendida, uniformizando-o também em decorrência da faixa etária do paciente. Com isso podemos pensar na elaboração de no mínimo três protocolos similares para cada clínica, com as especificidades de cada grupo de pacientes: crianças, adolescentes e adultos. A utilização de um protocolo para avaliação psicológica hospitalar como um recurso a procedimentos definidos com clareza possibilita e delimitar o campo de atuação do psicólogo no âmbito hospitalar.

Essa prática de elaboração de protocolos para estudos de pesquisa e posterior veiculação de artigos científicos seria, a meu ver, um importante instrumento de visibilidade de nossa atuação na área hospitalar.

A psicologia estuda os recursos emocionais que têm influência no modo de cada indivíduo de perceber a experiência que está sendo vivenciada. A integração entre psique e soma, e a possibilidade de permanecer como uma unidade, ou seja, de não se desintegrar psiquicamente mediante um acometimento traumático e/ou uma doença, apesar de o hospital ser um ambiente pouco favorável, possibilita que seja atribuído a essa experiência um significado que não promova sentimento de paralisação. Para que isso seja possível, sabe-se que a dinâmica psicológica tem papel definitivo na constituição do sujeito e de sua personalidade.

Trabalhar no Instituto de Ortopedia e Traumatologia me fez estudar e refletir sobre esse cenário na vida de um indivíduo e questionar qual o papel do psicólogo na elaboração desta vivência. Um acometimento físico traumático desencadeia uma mudança repentina na vida de uma pessoa. É um impacto emocional que pode gerar profundas transformações, principalmente na ocorrência de sequelas físicas, sejam estas definitivas ou temporárias. Em um primeiro momento, o trauma físico acarreta uma ruptura abrupta no cotidiano, e coloca o indivíduo de frente a um limite concreto em seu próprio corpo pelo risco iminente de morte. As lesões graves, o adoecer e suas sequelas, o trauma e seus efeitos, inscritos de modo implacável na dimensão corporal, podem levar o indivíduo a assumir sua situação existencial peculiar e acessar níveis de conhecimento e consciência mais elaborados.

O surgimento de uma deficiência física, particularmente a adquirida, seja em função de uma patologia de caráter limitante, promotora de sequelas ou de um episódio traumático (acidentes), introduz de uma forma muito peculiar, concreta e inadiável, o novo e o estranho no curso de vida. Instala-se o reino da urgência. Urgência, não só pela velocidade com que uma grave situação se pronuncia abruptamente, como também pela força do apelo a um quadro de referências e significados que permita nortear as ações e dar acolhida às necessidades prementes de cuidados e de compreensão que esta experiência exige. O aspecto transformador da experiência de um acometimento traumático advém com a mudança no nível físico e psíquico após o ocorrido e é inerente na vivência deste paciente.

Inicialmente o paciente passa a ser dominado pelo medo e torturado pela dor. A regressão então se manifesta. O indivíduo já não é mais senhor de seu corpo, mas sua vítima. Se sente impotente e perde sua autonomia e sua capacidade de iniciativa, ficando submetido aos cuidados de pessoas desconhecidas, sem vínculo e intimidade.

Essa situação de dependência e sofrimento mobiliza sua energia psíquica criando uma condição favorável a uma ação arquetípica que poderá resultar em uma reorganização de sua personalidade. Os arquétipos, segundo Jung, são elementos estruturais, luminosos da psique e possuem certa autonomia e uma energia específica que lhes permite extrair da consciência os conteúdos que melhor se ajustam ao sujeito. São os arquétipos que nos oferecem uma possibilidade de compreensão de uma experiência, através de formas ou ideias inconscientes que instintivamente podem influenciar nosso modo de sentir, pensar e agir. São impressões carregadas de emoções que ativam o psiquismo.

Em uma vivência arquetípica, os símbolos agem como transformadores e sua função é converter a libido de uma forma inferior para uma forma superior. Os símbolos que podem ser acessados em uma experiência traumática como esta, são veículos de comunicação adaptados às necessidades de compreensão do paciente acometido por um trauma. Não existe uma interpretação única, sendo esta percebida e analisada na subjetividade do sujeito.

Para Jung (2003), o arquétipo é uma função, um padrão inato de comportamento humano em uma determinada situação. O ego necessita dos arquétipos para se desenvolver. As imagens arquetípicas são as formas como os arquétipos se apresentam às pessoas. Suas imagens constituem a linguagem da psique. Quando elas operam em uma situação temos o símbolo, que como o Mito, pode suscitar transformações.

Os arquétipos sempre são ativados por uma relação de complementariedade. Eles têm dois polos. Quando um se constela no mundo exterior, o outro oposto e interior também se constela. O paciente tem seu terapeuta interior e sua própria ação terapêutica é tão importante quanto à do profissional que cuida. Isso porque as feridas não cicatrizam sem uma ação curativa de seu próprio terapeuta interior.

No processo analítico, o paciente empresta do profissional suas forças curativas, o que o ajudam a viver experiências inconscientes, presentes no aspecto "curador" da imagem arquetípica. Isso traz a possibilidade dele vir a se comprometer ativamente em seu processo de crescimento e de adquirir melhores condições de elaboração de sua vivência traumática. O psicólogo, neste processo, é um guia do curador interno do paciente.

O paciente internado após um acidente vive uma experiência de despersonalização, estabelecendo uma relação anônima com a equipe que o assiste. Se sente fragilizado tanto física quanto psiquicamente. Sabendo-se que a consciência se apoia no corpo de maneira necessária e fundamental desde o nascimento, este corpo machucado precisa então "ser ouvido", constituindo assim um importante canal de expressão psíquica, uma fonte de símbolos.

A vivência do trauma em si e a capacidade de colaboração do paciente nos tratamentos propostos durante o período de internação estão intimamente ligadas à gravidade do ocorrido, ao tempo necessário de internação, às sequelas ocasionadas e principalmente à estrutura emocional do sujeito. É um momento de resgate que se pode assemelhar a uma "Jornada Heroica". Um caminho que não é nítido nem fácil. Uma jornada árdua, interna, mitológica. É a reprodução do momento ao qual o herói desce até as profundezas do inconsciente. A subida faz parte de um processo de transformação e constitui uma experiência de morte e renascimento.

Para a psicologia analítica de Jung, a possibilidade de "cura" é o encontro de um significado para a doença. Podemos fazer a mesma associação em relação a um paciente politraumatizado, pensando na busca de um significado simbólico para esta experiência. Este movimento permite ao paciente, a possibilidade de entrar em contato com a imagem arquetípica do curador e assim ser capaz de participar ativamente de seu processo de reabilitação. Neste contexto, o psicólogo constela o fator curador intrapsíquico do paciente. Do ponto de vista arquetípico podemos dizer então, que seu curador interno foi ativado.

Groesbeck (1983), pontua que o indivíduo fica carregado energeticamente em relação aos conteúdos do aspecto "ferido" da imagem arquetípica do médico interior e a experiência de totalidade então se constelam. Adler ressalta que é através do confronto com nossas feridas, que se busca o caminho para chegar aos poderes de cura existentes dentro de nós. Em uma relação analítica, tanto terapeuta quanto paciente vivenciam esse movimento inconscientemente. Guggenbuhl (2004), coloca a questão de o médico ter também dentro de si um paciente interiorizado, ao qual precisa ter conhecimento de suas próprias feridas incuráveis.

Em uma relação terapêutica ambos são tocados pelo encontro, pela experiência do próprio processo de análise. Para Jung, análise é um processo dialético, onde psicólogo e paciente estão envolvidos como pessoas completas. Isto se percebe pelo movimento da transferência. A análise é um processo que traz em si, componentes arquetípicos que poderão se constelar na psique do paciente durante o seu período de hospitalização.

O psicólogo deve manter sempre contato com seu lado inconsciente, para poder guiar o médico interior do paciente e para cuidar do paciente que habita dentro de si. Para Jung, o processo de transformação ocorre primeiramente no inconsciente. Os resultados desta mudança são determinados de início pelo relacionamento inconsciente entre o analista e seu paciente. Para que o indivíduo consiga acessar a experiência do símbolo arquetípico no processo da análise, ele precisa da condução do profissional. O analista somente poderá lhe mostrar o caminho, se também estiver disponível para entrar em contato com estes poderosos conteúdos arquetípicos.

O psicólogo não precisa ter experienciado uma situação traumática, tal qual seu paciente, mas necessita de um entendimento subjetivo, de uma vivência emocional de suas próprias perdas. Assim, pode ativar suas próprias feridas, sua conexão com a imagem arquetípica do curador ferido e conduzir seu paciente no processo de elaboração e ressignificação de sua própria história.

O papel do psicólogo é estar junto do paciente nesta jornada, ajudando-o em seu processo de individuação e mostrando-lhe a riqueza a ser conquistada sem atuar suas próprias verdades como universais. Não é possível livrar o sujeito acometido por um trauma físico da vivência do arquétipo do inválido. O importante é acolher o seu sofrimento sem recompor sua perda, ajudando-o a buscar outras vivências arquetípicas.

O analista deve ter a consciência de que cada paciente circunscreve no espaço terapêutico sua própria singularidade, sendo assim sempre uma nova jornada ao desconhecido que ambos trilham juntos. Do psicólogo, enquanto condutor deste processo, espera-se um olhar às suas próprias faltas e à sua capacidade de reconstrução, pois so-

A Inserção do Psicólogo no Hospital: As Expectativas Construídas na Graduação e a Interface da Academia com a Realidade Institucional

mente aquilo que consegue reformular em si mesmo, pode esperar reformular também na vivência de seu paciente.

No caso de um acidente, o indivíduo vive a perda do corpo saudável que mesmo na ausência de sequelas permanentes, prescreve um registro em sua história. Como a luta do herói nos contos e mitos, que deixam marcas de dor, sofrimento e cicatrizes em seu percurso. As feridas podem acelerar o processo de ampliação da consciência, pois os conflitos são necessários para seu próprio crescimento.

Como ressalta Vargas, estar vivo é estar em transformação e viver diversas "mortes" no decorrer do processo. Aquele que não "morre" várias vezes, não "nasce" para novas vidas e, portanto não vive. Onde não há morte, não há vida. As vivências de morte e renascimento estão presentes em cada experiência de transformação durante a vida e são os conteúdos potenciais do desenvolvimento.

A deficiência física explicita a diferença e coloca a fragilidade à mostra, requerendo ajuda e solicitando a espera por novas configurações. Pode apresentar um aspecto estigmatizante de padrões crônicos no circuito deficiência-desigualdade-solidão-depressão--exclusão. Vivemos em um mundo onde o belo, o perfeito e o precoce ficam associados à eficiência, saúde e ao sucesso. O corpo, definido por seu desempenho e o tempo, julgado pelo valor infinito de produzir incessantemente, trazem os estigmas de todos que não se curvam aos seus ditames. O consumo, o imediatismo e a perfeição são os ídolos cultuados na contemporaneidade. Diferenças, desvios e deficiências são vistos como inconvenientes que precisam ser eliminados. Neste contexto, a deficiência física é uma declaração de humanidade demasiadamente incômoda, a ser retirada da cena com prioridade e urgência máximas.

Um aspecto importante que também fui percebendo ao trabalhar com pacientes ortopédicos e politraumatizados está na singularidade dos tipos de tratamentos propostos. São pacientes em sua grande maioria cirúrgicos, que no entanto, tem como foco principal de avaliação e acompanhamento psicológico não somente as questões emocionais decorrentes em um pré-operatório, mas principalmente do período posterior de reabilitação, que definirá o prognóstico do tratamento.

A reabilitação, um processo complexo de recuperação do simples e desafia-nos como um espelho. Reflexo e reflexão, movimentos que nos dobram e nos elevam sempre dispostos a nós revelar aparência e essência e nos convidar para o exercício da integração ou da dissolução de nossas possibilidades. Depende de nós a possibilidade de torná-lo um encontro sublime ou uma enorme ameaça. Empenho, consciência e devoção são, sobretudo o grande gesto da reabilitação: possibilitar a liberdade de cada um se tornar aquilo que fundamentalmente é, trazendo sua contribuição genuína e sua tradução singular para a obra conjunta da criação da vida.

Meu foco e interesse por esta questão surge da prática clínica, em que a escuta analítica mostra o acidente não como mero acaso ou fatalidade, mas como algo que tem a ver com o paciente, com sua história. São comuns, por exemplo, relatos em que o paciente enumera diversos pequenos acidentes que culminaram neste momento atual, como se estivesse o tempo todo buscando que algo assim ocorresse; ou ainda falas que apontam para diversos momentos em que se colocou em situação de risco, sem saber por quê. Mas se o trauma pode ser tomado enquanto ponto final, também o pode ser no sentido oposto, de transformação, recomeço. Neste caso, um acidente pode aparecer também como produção psíquica, mas é a tentativa de encerrar determinado sintoma, para que algo novo surja.

O acidente como trauma que adquire função terapêutica é aquele que traz um ponto limite entre um momento anterior, marcado pela desorganização, e um novo, em que se pode operar uma mudança. O trauma, como o encontro com algo perigoso e que ameaça a vida, dá um novo estatuto a ela, um sentido maior, reorganizando-a. Neste caso o sujeito, inconscientemente, parece buscar não a morte, o fim, mas uma nova possibilidade, uma reconstrução. De qualquer modo, só se pode construir uma hipótese sobre o que ocorreu com o sujeito a partir de sua fala e da escuta que a ela se oferece, apostando-se, então, que se ele pode falar, pode conseguir ressignificar sua história, vivenciar seus medos, entrar em contato com suas feridas e deste modo atuar menos, o que poderia evitar situações semelhantes a esta.

Além do trabalho assistencial realizado na equipe de psicologia, após assumir a coordenação do serviço, vislumbrei a oportunidade de levar para o Instituto de Ortopedia o programa de aprimoramento em psicologia hospitalar em ortopedia e traumatologia. Foi um início de uma nova realidade que se configurava como uma possibilidade de crescimento e visibilidade da área frente à direção do instituto. Inicialmente vários entraves dificultaram a elaboração do programa e estes foram sendo discutidos e trabalhados com a equipe de psicólogos da área e de outros institutos do HC, já com programas de aprimoramento a mais tempo e que deram suporte e auxílio nesta construção.

Isto me fez constatar a importância da cumplicidade e da troca efetiva entre os profissionais da área que enriquece e promove discussões do papel dos supervisores e orientadores de profissionais que estão buscando um aprimoramento em seu campo de trabalho. Deve-se atentar para os anseios e as expectativas iniciais dos psicólogos que ingressam nesta especialização, acolhendo e propiciando possibilidades de crescimento e amadurecimento através de uma escuta efetiva que possa agregar conhecimento teórico com vivência prática.

Mesmo quando um psicólogo é contratado para trabalhar em um hospital, nem sempre ele apresenta um amplo conhecimento das especificidades de manejo clínico utilizados em uma instituição hospitalar. Os profissionais, que atualmente ingressam nesta área após a realização de cursos de especialização, podem deter muito mais conhecimentos teóricos do que vivências práticas de atendimento. Com isto, uma das formas de se dar continuidade ao aprimoramento e aquisição de novos conhecimentos na área de atuação, se dá pela manutenção da prática supervisionada.

De acordo com Jacó Zaslavsky, a supervisão tem como objetivo auxiliar o supervisionando a estabelecer as bases para a aquisição de sua própria identidade entanto analista. Essa identidade é construída a partir da transmissão de conhecimentos e do estímulo constante ao desenvolvimento da capacidade de transformar conhecimentos teóricos em intervenções interpretativas no processo.

A Inserção do Psicólogo no Hospital: As Expectativas Construídas na
Graduação e a Interface da Academia com a Realidade Institucional

Para Zaslavsky (2003), o supervisor e o supervisionando devem estabelecer uma aliança funcional, lembrando que os objetivos de respeitar os interesses do paciente, que poderão colidir em algum momento com os interesses do supervisionando, do analista do supervisionando quando estiver em tratamento e ainda com o próprio supervisor. Assim, atitudes imitativas, que inicialmente predominam no comportamento do supervisionando, fazem parte do processo natural de identificação com o supervisor. Entretanto, quando as atitudes do supervisionando são puramente imitativas e, portanto, pseudoanalíticas, o crescimento fica limitado e empobrecido.

Durante minha gestão como presidente da Sociedade Brasileira de Psicologia Hospitalar (SBPH) 2007/2009, tentei buscar parcerias e estabelecer um diálogo com nosso Conselho Federal de Psicologia que possibilitasse maior reconhecimento nas políticas públicas, em relação à representatividade da psicologia hospitalar em um âmbito social. Essas articulações foram focadas no objetivo de tentar solidificar ainda mais o papel do psicólogo hospitalar nas diversas áreas da saúde para possibilitar uma inserção maior de profissionais nesta vertente de atuação. Assumindo em 2008, a Secretaria Executiva do FENPB (Fórum de Entidades Nacionais da Psicologia Brasileira), essa parceria com a SBPH pôde ser mais bem trabalhada e o diálogo fraterno com as demais entidades representativas das diversas áreas de especialização da psicologia possibilitou um crescimento contínuo da psicologia hospitalar.

Em minha jornada profissional como psicóloga clínica hospitalar no IOT, a realidade destes pacientes bem como de suas famílias, o trabalho enquanto supervisora e coordenadora de área fez parte de minha rotina de trabalho de 1993 a 2010, quando me desliguei de minhas atribuições administrativas, assistenciais e de ensino no setor de psicologia do hospital, para me dedicar integralmente à clínica e a demais atividades acadêmicas. A experiência na psicologia hospitalar me trouxe grandes contribuições não somente para todo meu desenvolvimento profissional, como também para meu olhar analítico nas possibilidades de superação psíquicas do ser humano. Poder ocupar o papel de elo de um indivíduo, acometido por um trauma ou uma doença incapacitante, com sua possibilidade de reintegração através de uma escuta continente, que promova uma capacidade elucidativa de resgate de sua própria potência, foi para mim uma das mais importantes realizações profissionais adquirida com esta experiência.

REFERÊNCIAS BIBLIOGRÁFICAS

1. Conselho Federal de Psicologia - CFP (2000). Resolução n.16/2000, de 20 de dezembro de 2000. (Dispõe sobre a realização de pesquisa em Psicologia com seres humanos) Brasília.
2. Freitas, V.L. (1992) O ser Humano: Entre a vida e a morte. Visão da psicologia analítica. Cap. 7 In Kovács, M. Julia. Morte e desenvolvimento humano. São Paulo: Casa do Psicólogo.
3. Giacomini, M. e Galvan, G. (2005) A atuação do psicólogo no contexto hospitalar com pacientes ortopédicos. In S.M.C. Ismael (org). A prática psicológica e sua interface com as doenças. São Paulo: Casa do Psicólogo.

4. Groesbeck, C. J. (1983) A imagem arquetípica do médico ferido. Artigo da Junguiana. Revista da Sociedade Brasileira de Psicologia Analítica. Trad. Glauco Ulson. Petrópolis: Vozes. Nº. 1

5. Guggenbuhl- Craig, A. (2004) O abuso do poder na psicoterapia e na medicina, serviço social, sacerdócio e magistério. Trad. Roberto Gambini. São Paulo.

6. Jaffé, A. O mito do significado na obra de C. G. Jung. São Paulo: Cultrix, 1995, 171p.

7. Jung, G. C. Memórias, Sonhos, Reflexões. Trad. Dora Ferreira da Silva. Rio de Janeiro: Nova Fronteira, 2003.

8. Jung, G. C. Obras completas: a natureza da psique. Rio de Janeiro: Vozes, 1984. v.8/2, p.1-40, 75-163.

9. Strasser, D.C.; Falconer, J.A., & Martino-Saltzmann, D. (1994). The rehabilitation team: Staff perceptions of the hospital environment, the interdisciplinary team environment, and inter-professional relations. Archives of Physical Medicine and Rehabilitation, 75(2) 177-182.

10. Unsworth, C. (1996). Team decision-making in rehabilitation: A commentary. American Journal of Physical Medicine & Rehabilitation, 75(6), 483-486.

11. Vargas, S.N. (1987) Abordagem do paciente terminal: Aspectos psicodinâmicos. A morte como símbolo de transformação. Artigo da Junguiana. Revista da Sociedade Brasileira de Psicologia Analítica Petrópolis: Esperança. Nº 5.

12. Whitmont, C.E. (1995) A busca do símbolo. Conceitos básicos da psicologia analítica. Trad. Eliane Fittipaldi Pereira, Kátia Maria Orberg. 11º edição. São Paulo: Cultrix.

13. Zaslavky, J. (1999) Supervisão em psicoterapia de orientação analítica: o relacionamento do supervisor com o supervisionando e o manejo da transferência e da contratransferência. Revista Brasileira de Psicoterapia, Porto Alegre, 1(1):129-37.

14. Zaslavky, J, Nunes, M.L.T, Eizirik, C.L.(2003) A supervisão psicanalítica: revisão e uma proposta de sistematização. Revista de Psiquiatria do Rio Grande do Sul – SPRS.

7 CAPÍTULO

Patricia Pereira Ruschel

A Construção de uma Relação Precoce, a Cardiopatia Fetal e Abordagem da Psicologia

Há mais continuidade entre a vida intrauterina e a primeira infância do que a impressionante "caesura" do ato do nascimento nos permite saber.
Freud, 1926

Um crescente avanço com relação ao conhecimento científico e a ampliação de métodos diagnósticos e terapêuticos vem acontecendo, nas últimas décadas, na área da cardiologia, e aqui vamos abordar a cardiologia fetal e sua interligação com a psicologia, a partir da literatura e de experiência prática vivenciada.

As cardiopatias congênitas contribuem significativamente para taxas de mortalidade infantil, sendo consideradas uma das três principais causas de mortalidade nas fases neonatal e perinatal (Guerchicoff et al., 2004).

Visando diminuir a mortalidade e a melhorar a qualidade de vida destas crianças foi que surgiu o interesse em acompanhar, investigar, diagnosticar e tratar as anormalidades cardiovasculares e/ou malformações cardíacas. Salienta-se a importância de vigiar a gravidez, programar o parto, antever situações e descobrir condições dos pais que possam afetar a gravidez frente ao futuro.

Os avanços no âmbito da ultrassonografia proporcionaram o desenvolvimento da ecocardiografia e da ecocardiografia fetal, possibilitando assim o diagnóstico pré-natal da cardiopatia congênita, que permite o acompanhamento e o tratamento da doença cardíaca desde a vida intrauterina (Zielinsky, 2006). A busca do conhecimento de inúmeras particularidades anatômicas, funcionais e evolutivas do feto tornou-se uma preocupação no campo da ciência e deu impulso à cardiologia fetal (Zielinsky, 1992).

O Instituto de Cardiologia da Fundação Universitária de Cardiologia (IC-FUC) conta com a unidade de cardiologia fetal, inaugurada em 1993, que já vinha dedicando-se a esta área há vários anos. Crianças com diagnóstico de cardiopatia congênita fetal nascem neste hospital, para que possam ter atendimento imediato da equipe da UTI pediátrica. Através dessas medidas, objetiva-se minimizar os riscos de morte pós-natal e os prejuízos que possam ser decorrentes da demora do atendimento. Este tipo de assistência permite que o recém-nascido seja atendido prontamente e assim evitam-se situações em que o tempo gasto para o transporte poderia definir a fatalidade.

Em vários casos, é evidenciado que o tratamento ou alguma intervenção médica adequada, durante a gestação, tem evitado o nascimento da criança com sofrimento ou com consequências danosas para seu desenvolvimento. O avanço na detecção de alterações morfológicas, mesmo que complexas, durante o período pré-natal, permite que o atendimento clínico-cirúrgico de emergência, logo após o nascimento, seja planejado e organizado. Em consequência deste avanço, emerge a possibilidade da busca de recursos adequados para o atendimento da criança, já nascida, que se planejado, certamente, incrementará suas possibilidades de ser eficiente.

O trabalho do Serviço de Psicologia Clínica, na instituição referida, data suas atividades no IC-FUC, em 1981. Ao longo destes anos, vem dedicando-se à assistência do paciente cardíaco e a seus familiares, como objetivo do trabalho. Um dos grupos de grande demanda para os atendimentos é dos pacientes com cardiopatia congênita, tanto nas internações clínicas quanto nas cirúrgicas. As crianças são atendidas com técnica própria, com a utilização de caixa de brinquedos, técnica desenvolvida por Aberastury (1972). Os pais são atendidos em grupo e em atendimentos individuais. Assim, possuem um espaço para expressar seus sentimentos, melhor entendê-los, receber apoio e orientação frente às condutas que proporcionem uma maior continência às necessidades dos filhos, visando o desenvolvimento emocional saudável.

Quando um psicólogo trabalha situações ligadas à doença e à hospitalização ele também intermedeia a relação equipe-paciente, sendo o porta-voz de necessidades e desejos, intervindo com o objetivo de minimizar os desencontros das informações (Romano, 1999). Quando um sofrimento é expresso e compartilhado perde parte da sua toxidade psíquica (Anzieu, 2000). Enfatizamos esta importância entendendo que ao dedicar um tempo à escuta do paciente o psicólogo pode refletir sobre a comunicação que se estabelece e seus ruídos. É natural e esperado que surja angústia em situações de risco ou diante de uma malformação.

O trabalho da psicologia junto à cardiologia fetal proporcionou ao psicólogo ampliar a compreensão dos fenômenos psíquicos, desde a etapa da gestação e início do desenvolvimento do ser humano, quando existe a malformação cardíaca ou outras implicações cardiológicas, durante o período da gestação. Dentro do trabalho desenvolvido pela cardiologia foi uma novidade a realização do trabalho com as gestantes e a experiência de acompanhar o que é estar aguardando o nascimento de uma criança que já tem um diagnóstico de cardiopatia congênita. Na atualidade, a partir das ecografias, passamos a ter acesso ao conhecimento maior da vida intrauterina, pois se criou uma maneira de melhor observá-la.

Para os pais que têm expectativas em relação ao filho que vai nascer, surge o filho imaginário naquele espaço criado entre o já conhecido e o novo, entre a história vivida pelo pai e pela mãe com filhos e a angústia do desconhecido (Battikha, Faria, & Kopelman, 2007).

As atitudes afetuosas que os pais têm com os filhos são a reprodução do próprio narcisismo, já abandonado. Observa que existe uma tendência de atribuir todas as perfeições aos filhos e de ocultar e esquecer todas as imperfeições (Freud, 1914/1976). Quando uma mulher descobre que está grávida é estabelecido dentro do espaço uterino o minúsculo óvulo fertilizado. Nesta ocasião, sua história interior será marcada por fantasias, sonhos e vida emocional. O corpo da futura mãe suprime suas defesas imunológicas para aceitar o feto dentro de si (Raphael-Leff, 1997).

Em seus estudos, Piontelli (1995) descreve a observação de onze fetos dentro do útero, através do ultrassom, mostrando a individualidade presente em cada um. Seu trabalho amplia a compreensão de outros autores como Maldonado (1997), que falam que a história de cada filho se insere de maneira singular na existência do pai e da mãe.

Com referência a nosso entendimento psicodinâmico da criança com malformação congênita, este trabalho junto à cardiologia fetal, possibilita-nos observar como se estabelece a relação entre a mãe e seu filho, desde essa época tão primitiva.

Nos últimos anos, o trabalho do psicólogo vem ganhando cada vez mais espaço nos hospitais, além de avançar nas áreas existentes, também tem se desenvolvido em áreas novas da medicina e com franca expansão, como a medicina fetal e, mais especificamente, a cardiologia fetal.

A equipe multiprofissional, com a qual trabalhamos, e que desenvolve o atendimento das gestantes portadoras de fetos com malformações cardíacas é composta por cardiologistas, obstetras, neonatólogos, pediatras, cirurgiões, enfermeiros, nutricionistas, psicólogos e assistentes sociais. No seu trabalho com a assistência mãe-feto e mãe-bebê, o psicólogo preocupa-se com os aspectos emocionais despertados nessas situações, bem como com a integração necessária na visão multi e interdisciplinar.

Nossa Unidade conta com leitos de internação. As pacientes internadas ficam para observação, tratamento do feto e algumas, para realização do parto cesário em nosso hospital, pois, dessa forma, seus bebês terão atendimento logo após o nascimento na UTI pediátrica, com assistência direta dos cardiologistas. Existem situações nas quais está indicado o tratamento cirúrgico logo após o nascimento ou pouco tempo após.

É importante que o psicólogo acompanhe os programas que avaliam as gestantes desde a primeira ecocardiografia fetal, na qual poderá ser diagnosticada uma cardiopatia, para estar atento ao impacto causado pelo diagnóstico. A ameaça de perda da realização do sonho do filho perfeito concretiza-se, nesse momento, e isto acarreta o estabelecimento de uma nova realidade entre esta mãe e seu bebê.

Quando é anunciada a malformação fetal o bebê se transforma para os pais em *perigo e perigoso*. Em *perigo*, porque é um ser frágil tentando se desenvolver. *Perigoso*, porque é um bebê que realiza uma afronta ao narcisismo e a maturação sexual dos pais, também porque costuma surgir a ideia de que coloca a vida da mãe em perigo (Sousa, 2003).

Além do rastreamento, realizado por consulta agendada, anualmente, esta unidade realiza uma promoção de saúde, na véspera do dia das mães, denominada: *Dia F*, *Dia do Coração do Feto*. Neste dia são convidadas gestantes para realizar o rastreamento para cardiopatia fetal. Nos casos em que são confirmados diagnósticos ou alterações o acompanhamento ou tratamento é realizado. Como os psicólogos acompanham os exames, a gestante tem oportunidade de ser avaliada, também com relação ao seu aspecto emocional e recebe atendimento imediato, quando necessário, por detecção de diagnóstico ou outro motivo, iniciando um trabalho precoce de prevenção dos fatores emocionais.

Os seguintes fatores de risco são descritos na literatura como indicações para ecocardiografia fetal: ultrassonografia alterada, anomalias cromossômicas fetais, diabetes mellitus prévio ou gestacional, alterações do ritmo cardíaco fetal, história familiar de cardiopatia congênita, uso de drogas potencialmente teratogênicas, uso de indometacina no terceiro trimestre, infecções virais no primeiro trimestre, colagenose materna, oligoidramnia/polidramnia ou retardo do crescimento fetal (Zielinsky, 1992).

Estudos atuais mostram que apenas 10% dos casos com diagnóstico de más-formações cardíacas possuem fatores de risco. Essas conclusões deixam clara a importância da população das gestantes passarem por um rastreamento de ecografias que avaliem os corações fetais (Donofrio et al., 2014) e está atualmente indicada a ecocardiografia fetal a partir da 18ª semana de gestação (Barbosa et al., 2009). A Sociedade Internacional de Ecografia em Obstetrícia e Ginecologia propõe um exame básico com corte de quatro câmaras e visualização das vias de saída de ambos os ventrículos através de ultrassonografia morfológica, indicada para o segundo trimestre da gravidez, entre as semanas 18º e 22º (Muner-Hernando, Gil-Mira, & Zapardiel, 2013).

A gestante

A relação de um casal sofre alterações quando ocorre a fecundação, que determina a mudança da relação diádica para triádica. Neste momento a mulher precisa fazer um investimento de energia no embrião que está crescendo dentro de si. Naturalmente vai haver uma dedicação e transferência de energia psíquica de outros investimentos para o bebê (Rascovsky, 1983). Diante do ciclo vital da mulher, observamos três períodos críticos de transição: adolescência, gravidez e climatério. A gestação, por sua natureza, é uma fase de incertezas e ansiedades naturais relacionadas às modificações corporais da gestante. Surgem angústias durante a gravidez, pois existe uma enorme mudança gerada pelo ganho que representa a maternidade (Langer, 1986).

A Construção de uma Relação Precoce, a Cardiopatia Fetal e Abordagem da Psicologia

A mulher, durante a gestação, está submetida a uma série de exigências e deve estar atenta a si mesma, ao seu corpo, a sua alimentação, cumprindo dieta adequada para o bom desenvolvimento do feto e ritmo de vida calmo e sem exageros. Nesta condição passa a ser exigida em prol de gerar não só o bebê, mas também condições favoráveis para o seu desenvolvimento.

A maternidade é uma experiência particular, que revela detalhes da especificidade feminina da mulher. Aceitar a presença de outro ser dentro de si, com vida, ritmo, movimentos, sexo e características próprias, significa abrir mão da ilusão de fusão e onipotência. A gravidez é chamada de *terremoto* hormonal, físico e psicológico na mulher que abarca desafios, segredos e incertezas do ser humano (Caron, 2000).

Esses estados temporários de equilíbrio instável ocorrem devido a grandes mudanças, desde o aspecto social, novas adaptações, reajustamentos interpessoais, intrapsíquicos e pela mudança de identidade (Maldonado, 1997).

Em uma visão psicanalítica ocorre um investimento significativo da mãe no feto, desde a vida pré-natal, mesmo que ainda existam objetos indiferenciados. Nessa etapa, o *self* e o entorno encontram-se harmoniosamente misturados. A complementariedade entre o bebê tem a tarefa de sedimentar uma ligação que se inicia na gravidez. Nesta visão, o nascimento pode ser visto como um trauma que rompe o equilíbrio por uma mudança radical que quebra a harmonia das expansões sem limites (Balint, 1993).

Ao longo da gravidez, tanto a gestante, como o pai do bebê, vão gradativamente adquirindo uma representação interna do feto. Esta imagem é uma mistura de fantasia e realidade, e o processo psíquico que ocorre se caracteriza por ver o feto como recipiente de projeções de cada um dos progenitores. Esta imagem interna colabora para o desenvolvimento do vínculo emocional que se estabelece entre os pais e o feto. O desejo de conhecer o feto e a satisfação de interagir com ele e ir ao encontro de suas necessidades são indicadores de vínculo (Condon & Corkindale, 1997). A intensa interação entre a mãe e o feto pode determinar consequências positivas ou negativas, e também é capaz de despertar um alerta na gestante de que é preciso proteger seu filho (Busnel, 1997).

O apego materno-fetal foi definido como a intensidade com que as mulheres se engajam em comportamentos que representam uma afilhação e uma interação com seu filho na vida pré-natal (Cranley, 1981).

Consideramos casos em que a gravidez não foi planejada e, por si só, já determinou uma crise que é somada às condições em que o casal vinha mantendo seu relacionamento. Trazemos, como exemplo, o caso de casais jovens estudantes, que eram sustentados nas casas paternas e encontram-se repentinamente com a notícia de que serão pais. Precisam, agora, organizar suas vidas para cuidar desta criança que nascerá em breve.

No segundo trimestre da gravidez, momento em que a vida fetal é sentida como real, a mulher passa a imaginar e idealizar seu filho. É neste trimestre que ocorrem acontecimentos importantes no seu organismo, que liberam a sexualidade e a afetividade, acompanhadas pela transformação paralela do embrião em feto. Enquanto no primeiro trimestre, encontrava-se com indiferença genital relativa e centrada em si mesmo, passa agora para um período antagônico. No início do terceiro trimestre a mãe passa a imaginar a aparência desta criança, sentir-se ansiosa para vê-la e também para certificar-se de que se encontra com boa saúde e é perfeita. Em decorrência, observamos uma retração da libido (Caron, 2000; Maldonado, 1997).

O efeito da consulta ultrassonográfica no casal grávido marca um processo complexo, que permite simbolizar e imaginar o bebê que está por nascer. A visão do bebê pode ser uma forma de interação com os pais, possibilitando um contato mais íntimo, o qual proporciona um redimensionamento da parentalização e da aproximação com uma realidade. Além disso, pode despertar a reorganização do lugar que o bebê ocupa na família. Assim, o médico pode servir de interlocutor, que introduz um terceiro – o bebê que vai nascer – na família (Langer, 1986; Videla, 1973).

É comum a observação de que no momento destes exames de visualização os significados sociais predominem a visão médica. Chama atenção que, é muito comum, a ênfase em ver o bebê, fotos, detalhes, vínculo parental, mas o potencial diagnóstico é negado.

Nos casos em questão, é diagnosticada uma alteração cardíaca no feto e, a dupla mãe-filho segue a investigação chegando a um resultado de problemas cardíacos. Podem ser malformações cardíacas ou alterações no funcionamento do coração do feto que necessitam de um acompanhamento. Nos atendimentos que realizamos, também incluímos o marido, ou o pai da criança, em algumas situações os outros filhos do casal e outros membros da família envolvidos, como os avós do bebê, essas situações tornam-se carregadas de grande ansiedade, temores e fantasias.

O diagnóstico

A ultrassonografia exerce impacto emocional importante nas gestantes, influenciando a relação mãe-bebê, tanto nas situações de diagnóstico de normalidade como de anormalidade fetal (Gomes, 2003).

A maioria das alterações estruturais ou funcionais do coração do feto tem chances de serem identificadas a partir da 18ª semana de gestação. O diagnóstico desperta nas mães expressões de desespero, dor insuportável e sofrimento, uma situação que lhes foge ao domínio e as torna impotentes.

Frente à ameaça gerada pela notícia de que o bebê possui uma doença que poderá comprometer sua sobrevivência, os pais passam a angustiar-se. Para a mãe, a situação é extremamente confusa, uma vez que, após o nascimento o bebê, é ainda um prolongamento de si aos seus olhos (G. Costa & Katz, 1992). Quando a mãe vê seu bebê na ecografia e recebe notícia da cardiopatia, pode intensificar seu vínculo com o bebê, tornando-o mais íntimo ou rejeitá-lo após ver o defeito (Garson, Bricker, & McNamara, 1990).

Como já vem de uma crise emocional evolutiva pela gestação, a confirmação desse diagnóstico causa naturalmente um abalo emocional maior.

A Construção de uma Relação Precoce, a Cardiopatia Fetal e Abordagem da Psicologia

Uma de nossas pacientes reagiu diante da notícia da cardiopatia falando: *Logo no coração, se fosse um problema em um outro órgão, mas o coração é o principal para a vida, e agora?*

Devemos levar em consideração os aspectos sociais, nossa sociedade encarregou-se de mistificar o órgão coração, várias expressões são utilizadas em nossa linguagem corriqueira que se refere a este órgão com adjetivos para qualificar a personalidade de alguém, ou outros adjetivos. É considerado como fonte de vida, qualquer problema que o afete é considerado como ameaça à vida, gerando angústia (Muner-Hernando et al., 2013).

Sentimentos como desilusão, raiva, medo, em muitos casos um desejo forte de negar essa realidade, estão presentes. Emoções, como censura, culpa e sentimentos de falha afloram com frequência e podem complicar a evolução de gravidez de alto risco. A negação pode ser usada, como mecanismo de defesa contra ligação afetiva com o feto que corre riscos de não sobreviver (P. P. Ruschel, 1994; Tedesco, 1998). Em alguns casos encontramos a gestante e seu parceiro alimentando a esperança até a hora do nascimento da criança, ou até em período posterior, de que o diagnóstico esteja errado, ou seja, mais leve do que o que é evidente. Como exemplo citamos a verbalização de uma mãe que expressa culpa: *Vou ter que pagar pelo mal que fiz.* Outras expressam seu autocontrole: *Agora quero me dedicar a ela cuidando e dando carinho. No começo fiquei angustiada, mas depois fui me acalmando.* Também chamou atenção as palavras que mostram decepção: *É uma decepção, muito grande, tinha tudo pra dar certo* e surpresa: *Foi um a surpresa pra mim, não esperava.*

Esta situação de diagnóstico pré-natal, na maioria das vezes, exige que esta mulher e seu marido iniciem um processo de luto pela perda daquele bebê sonhado e perfeito para a aceitação do real.

Geralmente após tal fase, surge o que nos colocou uma delas: *Vou fazer o que puder para ter o meu filho, se não for possível terei a consciência tranquila de ter me esforçado.*

As gestantes atendidas verbalizaram o receio de passar sua angústia para o bebê e a fantasia de que iriam prejudicá-lo ao falar sobre sua emoção, medos e maus pensamentos. É comum aparecer em situações de crise, que seus pensamentos são onipotentes. Nesses atendimentos é importante que possam verbalizar suas angústias no sentido de aliviarem-se e, em algumas situações, reorganizarem-se psiquicamente. Quando isto acontece a gestante colabora com o tratamento e acumularem condições emocionais para superar da maneira mais saudável à situação.

Em um dos casos que atendemos a gestante contou sobre momentos em que não percebia o movimento de seu bebê, diz que ficava preocupada, mas na maioria das vezes quando observava melhor notava o movimento. Ao conversar sobre o assunto ficou claro que estes sustos eram o reflexo de sua preocupação a partir do diagnóstico, que a tinha deixado angustiada.

A gravidez, por natureza, já é uma fase de incertezas sobre a formação daquela pessoa que está no ventre. Quando é diagnosticada uma malformação, aumentam as angústias. Não podemos esquecer toda carga cultural existente em torno do órgão coração.

Uma de nossas pacientes que planejou seu bebê, primeiro filho, e que mantinha uma relação bastante próxima do feto, conversando e acariciando-o bastante, comete um ato falho em uma das sessões dizendo: *Eu quero sair viva do hospital*. Fica bem clara sua identificação com o filho, que na verdade era quem tinha risco de morrer, evidencia-se aí seu envolvimento afetivo com o filho, interpretação aceita pela paciente ao longo do trabalho psicoterapêutico desenvolvido.

Foi relatado por outra paciente que, antes de saber que algo estava errado com seu bebê, teve um sonho em que ele havia nascido, e ela o perdia não podendo encontrá-lo mais. Questiona sua percepção e o fato de agora estar passando pelo medo de perdê-lo.

Nesses exemplos, fica clara a percepção do risco de perderem seus filhos e de serem frustradas em seus planos e desejos.

Também foi comum nos relatarem as ideias e a imaginação de como seriam seus filhos, em geral gordinhos e cabeludos. Casais que demonstravam manter uma boa relação expressaram a ideia de que o filho seria uma mistura dos dois, descrevendo o rosto do bebê com traços de um e de outro.

O diagnóstico de uma malformação do filho costuma fazer com que os pais se questionem sobre os motivos desta, por ser comum o sentimento de culpa e uma ferida narcísica que dificilmente cicatriza (Neder & Quayle, 1996).

As repercussões de uma afecção somática grave, em etapa primitiva da vida, costuma ter repercussões fortes, na organização psíquica da criança e na forma como ela se relaciona com sua mãe (Reze, 2006).

Quando estudamos as gestantes que realizavam a ecocardiografia fetal, comparando se havia diferença do nível de apego materno-fetal entre o grupo que apresentava diagnóstico e aquele que não apresentava foi comprovado que o diagnóstico de cardiopatia fetal aumenta o apego materno-fetal. Os resultados foram de um estudo de coorte, com 197 gestantes, avaliadas antes do exame e 30 dias após (Ruschel et al., 2014).

A necessidade de hospitalização

Em algumas situações é recomendada a internação da gestante com o objetivo de tratamento do feto, de observação mais rigorosa ou para o parto cesário e estudo de seu momento mais adequado. O momento exato da retirada do bebê será quando este terá mais benefícios com os recursos de tratamento fora da vida intrauterina, melhorando suas chances de sobrevida com melhor qualidade. Fato que tende a deixar a situação mais tensa do que quando não se tem indícios de dificuldades do bebê.

Quando é necessária uma hospitalização para tratamento, durante uma gestação, repercute no estado emocional da gestante, já abalado, por natureza. É natural que o afastamento de casa, a falta de intimidade com o marido, receio frente à impossibilidade de *dar* um filho saudável ao cônjuge, em casos mais patológicos surgiram o medo do abandono pela comprovação da patologia do bebê. Porém, outro aspecto importante é a verbalização, na maioria dos casos, da importância e alívio por poderem sentir que estão investindo no tratamento do bebê na tentativa de salvá-lo e melhorar suas condições de vida.

Algumas pacientes reclamaram muito da situação de precisarem da hospitalização que, embora não seja agradável, é bastante necessária para o controle do problema do bebê. Entendemos e trabalhamos com o enfoque de que expressavam, dessa maneira, a negação da patologia do filho e o desejo de uma cura mágica.

Quando existe patologia e é evidenciada durante a gestação e suas manifestações são percebidas pela mãe, essa pode aceitar ou a reprimir, ocorrendo neste caso uma subsequente aparição de acessos de ansiedade ou outros sintomas. Durante o tratamento psicanalítico, isso aparece ligado a fantasias inconscientes bem-definidas e os sonhos as esclarecem (Soifer, 1980). Algumas de nossas pacientes referiram seus sonhos durante o período da gestação.

Uma paciente relata um sonho em que seu bebê nasceu e não consegue segurá-lo; demonstra com isso sua insegurança de poder cuidar de um bebê frágil.

Outra relata-nos um pesadelo no qual ela está em perigo e seu marido é quem a salva. Entendemos a identificação com o bebê e o poder contar com o apoio do marido. Na verdade seu perigo era o psicológico frente ao poder lidar com toda a angústia despertada pela situação da malformação do filho.

Registramos o fato de um dos maridos ter valorizado a possibilidade da esposa de falar sobre o que sente, verificando que isto a ajudava a tolerar melhor a situação.

Em um pesadelo relatado, as pessoas conhecidas morriam e retornavam más. Entendemos a ameaça do conteúdo-morte e os receios frente à transformação que se impunha fazer no bebê fantasiado para um real, com dificuldades para sobreviver e não perfeito.

Nesses exemplos, fica clara a percepção do risco de perderem seus filhos e de serem frustradas em seus planos e desejos.

Aparece nas observações, durante o trabalho com estes casais, a evolução natural durante a espera de um filho e a realidade se interpondo, fazendo com que sejam confirmados os medos que sempre estão presentes.

Encontramos situações nas quais a gestante nos referiu a escolha de nomes bíblicos como forma de dar mais proteção ao bebê, caos de promessas em que seriam colocados nomes em homenagem a santos que deveriam proteger as crianças, relatos de que o pai escolheria o nome e nomes compostos por sílabas dos nomes do pai, mãe e de outros filhos, mostrando a união e desejo de todos de o bebê fique bem.

O parto

Nas situações de diagnóstico de cardiopatia na vida pré-natal pode ser indicado o nascimento do bebê através de parto cesário. Existem situações nas quais o desgaste do parto normal pode ser fatal para um bebê, em função da malformação cardíaca, pois não possui as mesmas condições que um bebê normal. Naturalmente a gestante já abalada pelo diagnóstico pré-natal, na maioria das vezes está não só impactada, como também temerosa frente à condição de saúde que terá seu filho ao nascer. É comum que elas se questionem sobre as reações que o bebê terá a partir do nascimento, momento este que ela para de nutrir diretamente seu filho e precisa aguardar que ele tenha reações e defesas próprias.

O trabalho do psicólogo, nestas situações, tem sido o de preparar a gestante, bem como acompanhá-la durante a intervenção. A ideia de trabalhar com a gestante preparando-a, do ponto de vista emocional, para a situação no bloco cirúrgico, está embasada em vários estudos que comprovam a importância do preparo emocional para cirurgia. O fato, da paciente, ter conhecimento de dados relativos à cirurgia, proporciona que esteja mais apta a enfrentá-la, por torná-la menos fantasiosa e, como consequência, menos assustadora (Watsberg & Hojaij, 1985). Conforme Gunn-Sechaye (1982), um perigo que tenha ao menos uma etiqueta identificadora da realidade será sentido como menos ameaçador e terrível. Corroborando com dados da literatura em pesquisas anteriormente realizadas no IC-FUC, evidenciou-se que com o trabalho de assistência psicológica ao paciente de cirurgia cardíaca, a partir de reuniões em pré e pós-operatório, alcançamos a redução da ansiedade (Aiub, Wiehe, Rotert, Barraz, & Ruschel, 1995), e a diminuição das complicações pós-operatórias, interferindo também na redução do tempo de hospitalização (Ruschel, Daudt, & Santos, 2000).

Quando a paciente aceita a psicoterapia com o objetivo de trabalhar psiquicamente as emoções despertadas por seu bebê e a situação em que se encontra, são importantes os sentimentos, as fantasias a respeito de toda situação e do procedimento que irá enfrentar para o nascimento de seu filho. A ideia dessa abordagem parte da técnica de psicoprofilaxia descrita pela psicanalista Arminda Aberastury (1972), que explica a importância do trabalho psicoterapêutico com pacientes que serão submetidos a intervenções cirúrgicas.

O preparo psicológico é realizado, incluindo nas durante as sessões, explicações sobre a intervenção, anestesia, ambiente do bloco cirúrgico, a partir da investigação das fantasias, relatos de experiências e informações anteriores.

Talvez pela falta de conhecimento, ou mesmo pelo medo natural despertado em toda a gestante, são comuns fantasias frente à raquianestesia. Algumas vezes, foi relatado que escutaram relatos de mulheres que tiveram complicações decorrentes desse tipo de anestesia, como as que perderem os movimentos dos membros inferiores. Esses medos misturam-se aos receios de entregar-se aos cuidados médicos e com os relacionados à saúde de seu bebê.

No momento do parto cesário, a abordagem do psicólogo, que já vem acompanhando a gestante, desde seu diagnóstico, e, portanto conhece as reações da gestante, tem sido permanecer ao lado da paciente, procurando auxiliá-la a entender o que se passa e realizando intervenções de apoio. Para que este profissional se coloque em tal posição é importante que conheça o diagnóstico e prognóstico do caso, bem como esteja integrado com a equipe responsável. O mais comum é observamos que, se alternam oscilações entre preocupações consigo e com o bebê, e os sentimentos naturais frente ao momento de separar-se do bebê, o *famoso corte do cordão umbilical*. Logicamente o momento do choro do bebê, na sala de parto, é carregado de emoção e incrementado pelo medo de que aquele bebê cardiopata não sobreviva a este momento de tensão.

Quando é realizado um parto cesário, a angústia torna-se mais evidente, pois aparece a ambivalência entre querer fazer o parto e prolongar a gestação. O primeiro desejo mostra o querer resolver a situação, o segundo ocorre na tentativa de ter seu filho mais tempo junto de si, garantindo a segurança. Nas situações em que o bebê não tem problemas de saúde, essa reação emocional é considerada um sentimento natural e quando a doença existe parece ser mais exacerbada.

Naqueles casos em que o nascimento não é a termo é porque foi decidido que o bebê pode ter mais auxílio de tratamento fora do útero. Dessa forma, é procurado levar a gestação o mais próxima possível do termo, mas preservando a maior seguridade possível da vida do bebê.

A sala cirúrgica, em uma situação como essa, conta com uma equipe grande, pois envolve obstetra, anestesista, neonatologista, cardiologista pediátrico, enfermeiro, instrumentador e psicólogo.

Diante do trabalho do psicólogo realizado com a gestante se estabelece um vínculo que estimula que sejam expressos sentimentos, medos e fantasias, e que esses sejam conversados durante a intervenção. Nestas situações, é possível prestar apoio a paciente.

A partir do momento do nascimento, a maioria das parturientes vai fazendo perguntas sobre o estado de saúde do bebê e suas características físicas. Um dos casos atendidos por esta equipe multidisciplinar foi o de uma gestante que hospitalizada, após o diagnóstico de bloqueio atrioventricular total do coração do feto. O parto cesário foi planejado e também o imediato implante do marca-passo. Ao ser retirado, o bebê chorou duas vezes, ela emocionou-se e passou a fazer perguntas sobre a filha que estava no berço ao lado, manifestando sua curiosidade. Foi comentado por uma pessoa da equipe que o bebê era falante como a mãe. Ela sabia que a filha ficaria em um berço ao lado e após seria levada para a sala ao lado para o implante do marca-passo. Perguntava-me: *O que estão fazendo? Como ela está? É cabeluda, como eu imaginava? Está precisando do respirador?* Após, passa a preocupar-se com que seu marido possa ter notícias, falando das preocupações dele com as duas. Após a remoção do bebê para a sala ao lado, passa a pedir notícias constantes do andamento do implante. O marido, ao receber notícias, manifestou sua emoção através de choro, expressando a esperança que cresce a partir desse momento.

Em função dos vários diagnósticos de cardiopatias e da particularidade de cada caso é que não se tem um padrão de tratamento estabelecido. A condição de saúde de cada criança interfere diretamente na conduta médica. Houve casos em que foi necessário o atendimento à mãe frente ao óbito do bebê neste ambiente. Nesta situação, consideramos importante o fato de o psicólogo prestar um apoio a esta mulher, que enfrenta um processo de corte em todos os seus sonhos, esperanças depositadas naquela criança. Ao mesmo tempo, se recupera da intervenção e inicia um trabalho psíquico de luto. É importante que os pais possam reconhecer seu esforço em buscar o tratamento e cuidado, durante a gestação, aliviando-se de culpa e mantendo relacionamento com a equipe que investiu em seu filho.

Quando o bebê vai a óbito, a depressão puerperal pode apresentar-se muito intensa e determinando à impossibilidade de cuidar o recém-nascido, o que produz dor intolerável, significando uma profunda ferida narcisista, de difícil e lenta recuperação. Nessas situações se impõe a psicoterapia (Soifer, 1980).

No nascimento do bebê, as emoções vêm à tona, e nosso trabalho segue muitas vezes com conteúdos que nos traziam nas sessões anteriores.

É comum que expressem agradecimentos por esse apoio: uma de nossas pacientes (que apresentava manifestações psicossomáticas) verbalizou que não sabe como aguentaria sem o auxílio psicológico, pois a cada momento que falávamos com ela ou a fazíamos falar, sentia-se muito aliviada.

O filho cardiopata

Quando se descobre uma anomalia no bebê que está por nascer decorre um processo de revolução no imaginário destes pais (Sousa, 2003). O comum é que desde o início da gestação observem-se expectativas do filho perfeito e, é nesse momento que, os desejos são projetados e os sonhos dos pais sofrem interferência quando ocorrem malformações orgânicas.

A tranquilidade, até então vivenciada, passa a ser substituída por angústia frente à sobrevivência e à saúde do bebê. A partir desse momento, os pais passam a conviver precocemente em âmbito hospitalar (antes do parto) e ambientes como internação e tratamento intensivo pediátrico (após o parto).

Um bebê que foi imaginado durante a gravidez, vai sendo progressivamente construído e repensado e transforma-*se em um bebê perigoso* e em *perigo*. *Em perigo* porque é um ser frágil em uma tentativa de desenvolvimento. *Perigoso* porque é um bebê que realiza uma afronta ao narcisismo e à maturação sexual dos pais (Sousa, 2003).

Com base em Freud, que comparava a estrutura do ego à de um cristal, Rosine Debray (1988) pondera que, o pós-parto é um período em que o cristal do ego está em parte desorganizado. Considera que as relações entre seus elementos são mais fluidas, e que, no momento em que se reestrutura, leva em conta o bebê, incluindo em sua organização os efeitos de sua chegada. Nas ocasiões em que ocorrem perturbações do elo mãe-bebê, aparece uma reestruturação na qual não é levado em conta o bebê, o que é observado quando o recém-nascido e a mãe são separados por um longo tempo.

Essa situação desperta sentimentos peculiares: o nascimento, a ameaça de morte e a tarefa de cuidar de um bebê com risco de morte. Tudo isto traz a memória de quem cuida suas próprias situações internas primitivas e as emoções a elas ligadas (Wirth, 2000).

O filho na UTI favorece que as mães fiquem regressivas e assustadas com tal necessidade, e precisem de auxílio para que possam desenvolver o que Winnicott (1993), chamou de *holding* e ocuparem-se de seus filhos, desenvolvendo com eles o caminho de descoberta de suas novas identidades (Bertoldi, 2000).

A Construção de uma Relação Precoce, a Cardiopatia Fetal e Abordagem da Psicologia

Para muitas famílias, as dificuldades emocionais e sociais associadas com o diagnóstico e o tratamento das cardiopatias congênitas podem persistir por muitos anos após o diagnóstico inicial, podendo levar a dificuldades conjugais, no vínculo mãe-bebê e no desenvolvimento emocional da criança (Lawoko & Soares, 2002).

É comum e bem descrito na literatura (Dolto, 1984; Golberg, 1986; Klein, 1986), que uma malformação de um filho desperta ou potencializa nos pais sentimentos de culpa, que os levam a superprotegê-lo e dificulta-os educá-los de maneira adequada, impondo limites necessários. Nem sempre é fácil auxiliar a criança a entender o que se passa ou se passou com ela. Em muitas situações não encontramos uma relação direta da gravidade da doença com as preocupações e ansiedades dos pais e consequências emocionais, delas decorrentes (Reze, 2006; Ruschel, 1995).

É bem conhecido que a família do paciente com cardiopatia congênita é um grupo que tende a ser psicologicamente doente. Os pais podem tronar-se superprotetores e com uma ansiedade pouco controlável frente à doença (Golberg, 1986). Segundo Giannotti (1996), muitos autores constataram que as mães dos cardiopatas eram mais indulgentes e superprotetoras com seus filhos.

A enfermidade de um dos membros da família provoca um desequilíbrio no núcleo familiar, pois aceitar que são doentes significa a quebra da onipotência do grupo; portanto é importante que se entenda a psicodinâmica que se estabelece em tais grupos. Entendemos que a espera de uma criança com malformação repercute na família nesse sentido (Giannotti, 1996; Vargas, Maia, & Dantas, 2006).

O acompanhamento ao pai é fundamental, pois só ele, nos primeiros momentos, é que vai *maternar* o bebê, que está sob cuidado intensivo, ou em observação, uma vez que a mãe ainda encontra-se na recuperação do parto; vários expressam muita satisfação em poder acompanhar seu filho nesse primeiro período. Por outro lado, também é difícil para eles se não o podem fazê-lo. Quando mantém uma postura distante, a equipe procura estimular sua participação reforçando a ideia da sua importância no apoio a paciente e nos cuidados com o bebê. As consultas com a psicologia são espaços nos quais podem examinar os sentimentos despertados e que se interpõe nessa situação.

Durante as consultas muitas vezes surge à expressão do medo de perder o filho, sentimentos despertados pela paternidade, preocupações com a esposa e com o estar de fora, tratando mais dos aspectos práticos. Alguns conseguem fazê-lo em sessões para o casal e, a maioria, em sessões individuais. Outros mostram um funcionamento mais racional, sem conseguirem mostrar seus reais sentimentos ou até não se incluindo nesse trabalho.

Com esta compreensão procuramos incluir os maridos nos atendimentos, utilizando entrevistas com o casal e algumas individuais, alterando-os, dependendo da relação que está sendo estabelecida entre eles e da que vai estabelecendo-se com o terapeuta.

Sobre o papel do pai, Ruff e Korchin, citados por Costa e Katz (2000), descrevem a função paterna como aquela que desempenha o papel do *agente protetor* para a mulher nos últimos meses de gestação e durante o período de amamentação. Os autores enfatizam que a *cobertura protetora* fornecida pelo pai, é papel fundamental quando a mãe está gestando, parindo e amamentando o bebê. Nos casos em questão, tal necessidade torna-se mais fundamental frente à insegurança incrementada pela notícia da cardiopatia.

Surge a preocupação em proteger a esposa e pedidos para que nós, da equipe, tenhamos carinho e compreensão. Especialmente para os psicólogos, pedidos de apoio para suas esposas incluindo o momento da cesária.

Com o apoio do marido, a mulher é poupada da exigência de voltar-se para fora, lidar com o mundo que a cerca no momento em que tanto deseja e necessita voltar-se para o seu mundo, ou seja, para o seu bebê. O pai precisa tolerar a exclusão temporária dessa relação e aguardar a oportunidade de, mais tarde, dela participar. Para isso, é indispensável que possa estar bem-identificado com sua mãe e com sua mulher (Maldonado, 1997).

Ilustramos esta compreensão com a verbalização de um pai que ao procurar assistência psicológica frente ao impacto de um diagnóstico pré-natal diz: *O problema é só o coraçãozinho do bebê, com ela tudo está bem. Graças a Deus*. Neste caso, mais tarde entendeu-se o incremento desta angústia com dados da história deste pai, pois diante de seu nascimento sua mãe faleceu. Nesta passagem também podemos observar a importância da atenção as revivências traumáticas a que cada um está sujeito em momentos de angústia e incerteza com nestes casos.

Aparece nas observações durante o trabalho com esses casais a evolução natural durante a espera de um filho e a realidade se interpondo, fazendo com que sejam confirmados os medos que sempre estão presentes.

Considerações

Nosso trabalho com gestantes que recebem diagnóstico de cardiopatia fetal tem sido o de ouvi-las e auxiliar a refletir, identificando sentimentos referentes à gestação e ao filho que passa a ser observado em função de uma alteração ou anormalidade cardíaca. Durante os vários anos de trabalho com gestantes, que recebem o diagnóstico de cardiopatia fetal e acompanhando esta dupla, mãe-feto ou mãe-bebê, em longo prazo, tem sido possível verificar a importância do processo de elaboração psíquica frente à notícia do diagnóstico. Este processo deve ocorrer no contexto da crise emocional da gestação, etapa em que a gestante é exigida em relação à acomodação física e emocional. Considera-se a importância da compreensão dos sentimentos e reações emocionais das gestantes nestas situações, que com enfoque preventivo deverão ser devidamente trabalhados em consultas psicológicas. Isto, visando minimizar o trauma psíquico, a ansiedade e o estresse, auxiliando na aderência ao tratamento, cuidados com o bebê cardiopata e proporcionando uma base para o desenvolvimento de uma relação materna e familiar adequada.

A possibilidade de trocar ideias e conhecimentos, nas várias áreas que compõem a equipe multidisciplinar, tem sido rica, interessante e tem contribuído no crescimento

A Construção de uma Relação Precoce,
a Cardiopatia Fetal e Abordagem da Psicologia

profissional de todos os componentes. O avanço da medicina garante maior atenção ao feto e a gestante e desperta a necessidade de estudos e atenção ao vínculo que se estabelece como base para o indivíduo.

Concluindo, o trabalho com essas pacientes nos mostra a importância da psicologia em um momento que deveria ser alegre, *colorido*, *mágico*, mas que, em muitas vezes, é coberto por dor, sofrimento, angústias e receios.

REFERÊNCIAS BIBLIOGRÁFICAS

1. Aberastury, A. (1972). historia de una tecnica: Preparación psicoterapeutica en Cirurgia. In Paidos (Ed.), In: Aberastury, A. et al. El Psicoanalisis de Niños y sus Aplicaciones. (pp. 35-43). Buenos Aires.
2. Aiub, A., Wiehe, M., Rotert, R., Barraz, A., & Ruschel, P. (1995). Ansiedade em pacientes cardíacos pré-cirúrgicos. Rev Soc Cardiol Estado de São Paulo, 5 (supl. A), 6-8.
3. Anzieu, D. (2000). O Eu-Pele. São Paulo: Casa do Psicólogo.
4. Balint, M. (1993). A Falha Básica. Porto Alegre: Artes Médicas.
5. Barbosa, M., Nunes, M., Campos Filho, O., Camarozano, A., Rabischoffsky, A., Maciel, B., & al., e. (2009). Sociedade Brasileira de Cardiologia. Diretrizes das Indicações da Ecocardiografia. . Arq Bras Cardiol, 93((6 supl.3)), 265-302.
6. Battikha, E. C., Faria, M. C. C., & Kopelman, B. I. (2007). As representações maternas acerca do bebê que nasce com doenças orgânicas graves. Psicol teor pesqui, 23(1), 17-24.
7. Bertoldi, S. (2000). No limite da vida e da morte. In A. Médicas (Ed.), In: Caron, NA. A relação pais bebê da observação à clínica (pp. 250-267). São Paulo: Casa do Psicólogo.
8. Busnel, M. (1997). A sensorialidade fetal e suas consequências. Anais II Encontro Brasileiro para o estudo do Psiquismo pré e Peri natal, 9-26.
9. Caron, N. (2000). O ambiente intrauterino e a relação materno-fetal In: Caron, N. Relação pais bebê da observação à clínica (pp. 119-134). São Paulo: Casa do Psicólogo.
10. Condon, J. T., & Corkindale, C. (1997). The correlates of antenatal attachment in pregnant women. The British journal of medical psychology, 70, 359-372.
11. Costa, G., & Katz, G. (1992). Dinâmica das relações conjugais. Porto Alegre: Artes Médicas.
12. Costa, G. P., & Katz, G. (2000). Dinâmica das Relações Conjugais. Porto Alegre: Artes Médicas.
13. Cranley, M. S. (1981). Development of a tool for the measurement of maternal attachment during pregnancy. Nurs Res, 30(5), 281-284.
14. Debray, R. (1988). Mães, bebês em revolta. Porto Alegre: Artes Médicas.
15. Dolto, F. (1984). Sexualidade Feminina. São Paulo: Martins Fontes.
16. Donofrio, M. T., Moon-Grady, A. J., Hornberger, L. K., Copel, J. A., Sklansky, M. S., Abuhamad, A. American Heart Association Adults With Congenital Heart Disease Joint Committee of the Council on Cardiovascular Disease in the Young and Council on Clinical Cardiology, C. u. o. C. S. a. A. (2014). Diagnosis and treatment of fetal cardiac disease: a scientific statement from the American Heart Association. Circulation, 129(21), 2183-2242. doi: 10.1161/01.cir.0000437597.44550.5d
17. Freud, S. (1976). Sobre o Narcisismo: Uma Introdução (1914) In:_____ Obras Completas de Sigmund Freud (Vol. 14). Rio de Janeiro: Imago.

18. Garson, A., Bricker, T., & McNamara, D. (1990). Psychological aspects of heart disease in childhood In: Garson, A. The science and practice of pediatric cardiology (pp. 2519-2527).

19. Giannotti, A. (1996). Efeitos psicológicos das cardiopatias congênitas. São Paulo: Lemos Editorial.

20. Golberg, D. B. (1986). Un caso de cardiopatia congenita In:Aberastury, A. El psicoanalisis de niños y sus aplicaciones (pp. 56-79). México: Paidos.

21. Gomes, A. G. (2003). A ultrassonografia obstétrica e suas Implicações na relação mãe-feto: Impressões e sentimentos de gestantes com e sem diagnóstico de anormalidade fetal. (Mestrado), Universidade Federal do Rio Grande do Sul, Porto Alegre. Retrieved from http://www.lume.ufrgs.br/bitstream/handle/10183/4123/000397253.pdf?sequence=1

22. Guerchicoff, M., Marantz, P., Infante, J., Villa, A., Gutiérrez, A., Montero, G., . . . Ceriani Cernadas, J. M. (2004). Evaluación del impacto del diagnóstico precoz de las cardiopatías congénitas. Archivos argentinos de pediatría, 102, 445-450.

23. Gunn-Sechehayye, A. (1982). Aspectos psicológicos da doença orgânica aguda. Comunicação Roche, 4, 6-14.

24. Klein, M. (1986). Os progressos da psicanálise. Rio de Janeiro: Guanabara.

25. Langer, M. (1986). Maternidade e sexo. Porto Alegre: Artes Médicas.

26. Lawoko, S., & Soares, J. J. F. (2002). Distress and hopelessness among parents of children with congenital

27. heart disease, parents of children with other diseases, and parents

28. of healthy children. Journal of Psychosomatic Research, 52, 193-208.

29. Maldonado, M. (1997). Psicologia da gravidez. Petrópolis: Vozes.

30. Muner-Hernando, M., Gil-Mira, M., & Zapardiel, I. (2013). Avances en el diagnóstico prenatal de las cardiopatías congénitas. Ginecol Obstet Mex, 81, 334-344.

31. Neder, E., & Quayle, J. (1996). O luto pelo filho idealizado: o atendimento psicológico de casais ante o diagnóstico de malformação fetal incompatível com a vida. In PUC-Rio (Ed.), Féres-Carneiro T. Coletâneas da AMPEPP 1: Relação amorosa, casamento, separação e terapia de casal (pp. 37-42). Rio de Janeiro.

32. Piontelli, A. (1995). De feto a Criança um estudo observacional e psicanalítico. Rio de Janeiro: Imago.

33. Raphael-Leff, J. (1997). Gravidez a história interior. Porto Alegre: Artes Médicas.

34. Rascovsky, A. (1983). Las vicisitudes de la orientación libidinosa de la mujer desde la concepción hasta el fin del puerperio. Revista de Psicanalisis, 15, 27-32.

35. Reze, B. (2006). Cardiopatia infantil: implicações na relação entre mãe e filho. Psic. Rev. São Paulo, 15, 11-20.

36. Romano, B. W. (1999). Princípios para a prática da psicologia clínica em hospitais. São Paulo: Casa do Psicólogo.

37. Ruschel, P. (1995). Reflexões sobre a qualidade de vida nas cardiopatias congênitas. Pediatria Moderna, 31, 917-922.

38. Ruschel, P., Zielinsky, P., Grings, C., Pimentel, J., Azevedo, L., Paniagua, R., & Nicoloso, L. H. (2014). Maternal-fetal attachment and prenatal diagnosis of heart disease. Eur J Obstet Gynecol Reprod Biol, 174, 70-75. doi: 10.1016/j.ejogrb.2013.11.029

39. Ruschel, P. P. (1994). Quando o coração adoece In: Romano, B. A prática da psicologia hospitalar (pp. 39-54). São Paulo: Pioneira.

40. Ruschel, P. P., Daudt, P. E., & Santos, M. R. (2000). Grupoterapia na redução de complicações pós-operatórias em cirurgia cardíaca. Revista da SBPH, 3, 57-60.

41. Soifer, R. (1980). Psicologia da gravidez, parto e puerpério. Porto Alegre: Artes Médicas.

42. Sousa, S. (2003). A saúde do feto In: Sá, E Psicologia do feto e do bebê (pp. 39-65). Portugal: Fim do Século.

43. Tedesco, J. (1998). Aspectos emocionais da gravidez de alto risco In: Tedesco JJ, Zugaib M, Quayle J. Obstetrícia psicossomática (pp. 99-108). São Paulo: Atheneu.

44. Vargas, T. V. P., Maia, E. M., & Dantas, R. A. S. (2006). Sentimentos de pacientes no pré-operatório de cirurgia cardíaca. Rev Lat Am Enfermagem, 14(3), 383-388.

45. Videla, M. (1973). Maternidad, mito y realidad. Buenos Aires: Lilo Editor.

46. Watsberg, M., & Hojaij, J. (1985). Considerações preliminares sobre estudo da correlação ansiedade pós-operatória. F Med (Bras), 90, 97-103.

47. Winnicott, D. (1993). Da pediatria à psicnálise textos selecionados. Rio de Janeiro: Francisco Alves.

48. Wirth, A. F. (2000). Aplicação do método de observação de bebês em uma UTI neo natal In: Caron, N. A Relação Pais-Bebê da observação à clínica (pp. 207-232). São Paulo: Casa do Psicólogo.

49. Zielinsky, P. (1992). Cardiologia pré-natal: o feto como paciente. Revista da AMRIGS, 36(4), 236-252.

50. Zielinsky, P. (2006). Cardiologia Fetal Ciência e Prática. In Revinter (Ed.), Cardiologia Fetal Ciência e Prática.

8 CAPÍTULO

Mariana Canellas Benchaya
Marisa Marantes Sanchez

Intervenção Mãe-Bebê em UTI Neonatal na Abordagem Focada em Esquemas

É crescente o interesse de pesquisadores e profissionais na realização de intervenções que favoreçam boas condições de atendimento e de acolhimento emocional aos bebês hospitalizados em Unidade de Terapia Intensiva Neonatal (UTI Neo) e às suas mães (ou cuidadores). Devido ao processo de hospitalização, o afastamento provoca em ambos um elevado nível de estresse.

O bebê pré-termo, além do afastamento materno, sofre com o mal-estar físico originado por picadas de agulha, barulhos e cheiros até então desconhecidos experimentando diversos estímulos dos quais não estava habituado. Sendo assim, o recém-nascido necessita de ajuda para o enfrentamento do estresse e para a prevenção de riscos de sua base emocional em desenvolvimento (Sanchez, 2014). A separação, necessária, não deve impedir proximidade e continuidade dos cuidados parentais. Uma ligação forte e segura com os cuidadores parece ter uma função biológica protetora, ficando o bebê preservado dos efeitos adversos do estresse vivenciado nos cuidados intensivos neonatais (Brasil, Ministério da Saúde, 2011).

O estresse emocional da experiência neonatal e a percepção dos pais de que seu filho é diferente de um recém-nascido saudável, reconhecendo sua imagem como sendo especial e vulnerável, pelo medo de sequelas posteriores, direcionam para uma paternidade compensatória com alteração no relacionamento pais-filho. Uma percepção distorcida faz com que os pais, que passam a se concentrar mais nas deficiências e vulnerabilidade do que nos recursos presentes no filho, comecem a superprotegê-lo (Brazelton, 1994).

Como a prematuridade, muitas vezes, mostra-se como um entrave na formação do vínculo entre pais e bebê, a intervenção psicoprofilática em nível de saúde mental do recém-nascido faz-se fundamental. Há a necessidade de intervir com foco na tradução da linguagem do bebê junto aos cuidadores, os quais precisam perceber e entender as particularidades e complexidade emocional do prematuro. As intervenções psicológicas que ocorrem concomitantemente a um atendimento humanizado podem promover o estabelecimento de uma ligação afetiva entre pais e bebê, servindo como medida protetiva de riscos à saúde mental da criança. Nesse capítulo, além de apresentar aspectos teóricos acerca da abordagem focada nos esquemas, será apresentada uma proposta de intervenção realizada nesta abordagem, de Jeffrey Young, com o objetivo de promover e favorecer o vínculo e proximidade necessários entre mãe-bebê no processo de hospitalização.

Esquemas iniciais desadaptativos

Relacionando a aspectos psicológicos do nascimento pré-termo, cabe ressaltar um tópico importante que se refere à formação de esquemas cognitivos, que se caracterizam por estruturas cognitivas que codificam, avaliam e interpretam, impondo um padrão de percepção da realidade (Mendes, 2006). A matriz dos primeiros esquemas tem base biológica e está relacionada ao aparato senso perceptivo do bebê e à formação de memória. A memória emocional irá alicerçar os esquemas iniciais, definindo padrões comportamentais e cognitivos que formam a personalidade, sendo expressos no relacionamento interpessoal (Siegel, 1999; Sanchez, 2014).

O modelo descrito por Young (2003), ressalta que esquemas cognitivos surgem na infância. Muitos esquemas desenvolvem-se em um estágio pré-verbal, antes de a criança ter adquirido a linguagem. Dessa forma, esquemas pré-verbais armazenam memórias, emoções e sensações corporais implícitas, e as cognições explícitas são adicionadas depois, quando a criança começa a utilizar a linguagem (Callegaro & Landeira-Fernandez, 2008).

Os registros negativos e não compreendidos permanecem na memória do recém-nascido. Isto significa que ficam registradas na memória as vivências, sentimentos, emoções e interações de todo o período em que esteve hospitalizado na UTI Neo. Iniciam-se nesse período do desenvolvimento a formação de esquemas. As experiências relacionais específicas provocam uma influência na atividade cerebral, isto é, a mente se desenvolve na interface dos processos neurofisiológicos com as relações interpessoais (Siegel, 1999; Sanchez, 2013).

Os Esquemas Iniciais Desadaptativos (EIDs) provêm de modelos registrados na infância e resultam de experiências infantis nocivas (rejeição, depressão, abuso, instabilidade, abandono). Tratam-se do produto de necessidades emocionais centrais para a criança que de alguma forma não foram atendidas, como a necessidade de um apego seguro, afeto, carinho e estabilidade. Estes, por conseguinte, ocasionam padrões de pensamento, afeto e relacionamentos, extremamente rígidos, que acabam por inibir esquemas mais adaptativos ou mais apropriados a uma determinada situação (Young, 2003).

Para tanto, faz-se necessário que o bebê em contexto estressante de UTI Neo, seja compreendido, apoiado nas suas necessidades afetivas e principalmente, entendido através de suas expressões comportamentais, que estão associadas aos sinais de estresse. As particularidades inatas acrescidas das características ambientais irão constituir as estruturas centrais de formação de significado, que se autoperpetuam constituindo estruturas cognitivas. Os esquemas estão divididos em cinco domínios, sendo o primeiro deles relacionado às primeiras relações com o ambiente e ao registro das primeiras memórias, emoções, sensações corporais e cognições. Frente ao registro de um ambiente ameaçador, o bebê procura se adaptar ao meio, podendo vir a perpetuar o esquema que se torna desadaptativo (Young; Klosko & Weishaar, 2008).

Nesta fase inicial do desenvolvimento do bebê até os primeiros anos de vida, pode-se compreender que na falta de atendimento às suas necessidades de pertencimento, proteção, amor e cuidados essenciais, podem surgir os primeiros EIDs. Estes correspondem ao primeiro domínio, caracterizado por sentimentos de desconexão e rejeição. Geralmente esse domínio está associado a experiências infantis traumáticas (como a hospitalização), e caracteriza-se por incapacidade na formação de vínculos seguros e de maneira satisfatória com outras pessoas. Os esquemas associados a esse domínio se referem aos sentimentos de abandono, desconfiança, privação emocional e defectividade. Caracterizam-se pela instabilidade na formação de vínculos e pelo sentimento de que é indigno de ser amado (Young, 2003). Desenvolver um contato afetivo, repleto de verbalizações que traduzam o ambiente estressor, proximidade e segurança, mesmo que com barreiras da hospitalização em UTI Neo, podem diminuir a formação desse domínio de esquemas que corresponde as suas necessidades não atendidas.

O cérebro se desenvolve de forma acelerada nos primeiros anos de vida, mostrando-se sensível às influências do ambiente. O estresse prolongado pode ter efeitos tóxicos e causar sequelas neurobiológicas as quais podem oportunizar o desenvolvimento de problemas comportamentais e emocionais de curto e longo prazo (Gunnar, Herrera & Hostinar, 2013).

A vivência de experiências tóxicas forma EIDs, os quais repetem com alguma regularidade o sofrimento memorizado. Os efeitos tóxicos, por sua vez, impossibilitam o preenchimento de necessidades emocionais essenciais do ser humano (vínculo seguro com outras pessoas, incluindo proteção, estabilidade e segurança; autonomia, competência e senso de identidade; liberdade para expressar necessidades e emoções; espontaneidade e diversão; e limites precisos e autocontrole) (Cazzasa & Oliveira, 2012).

Nesse sentido, ressalta-se a importância de intervenções que favoreçam não somente o desenvolvimento físico destes recém-nascidos, mas também o desenvolvimento psicológico. A partir do incentivo ao desenvolvimento de habilidades via sensopercepção e de uma interação adequada entre os pais e o bebê pode-se contribuir para a minimização dos sinais de estresse neonatais e para a formação de registros saudáveis dessas vivências. Além disso, o processo de intervenção psicológica tem por objetivo estimular o processo de interação pais-bebê e a formação de vínculos, ferramentas importantes para o desenvolvimento infantil.

O caso a ser discutido refere-se ao nascimento prematuro de uma menina, onde é apresentado o processo de acompanhamento durante o período de hospitalização e as intervenções realizadas com a mesma e principalmente com sua mãe. Neste caso, não havia contato com o pai, mas ressalta-se que as intervenções com pais na perspectiva de esquemas também podem ser realizadas.

A utilização da abordagem cognitivo-comportamental, com enfoque em técnicas da terapia focada nos esquemas, foi uma importante ferramenta, uma vez que neste caso estavam presentes questões de ansiedade, temores e fantasias da mãe frente à hospitalização. Esta, também se demonstrou perceber abandonada e muitas vezes, solitária para lidar com a prematuridade da filha. Esse tipo de intervenção buscou oferecer à mãe suporte emocional e o desenvolvimento de habilidades para enfrentar as situações vivenciadas durante o período de internação do bebê. A assistência à família na UTI Neonatal torna-se primordial e imprescindível. A intervenção realizada com base na presença autêntica, da escuta ativa, o estar com a mãe e a psicoeducação em saúde, mostra-se um recurso efetivo para amenizar a ansiedade e angústias geradas pela hospitalização (Frello & Carraro, 2012).

Definição do caso

Caso atendido durante o período de internação na UTI Neo de um hospital universitário do RS. O bebê, do sexo feminino, nasceu nesse mesmo hospital, completando 34 semanas de gestação e pesando 1.600 gramas, sendo classificado como um recém-nascido de baixo peso, internou, logo após o nascimento de parto normal, permanecendo hospitalizado durante 28 dias. Foi acompanhado pela mãe, durante todo o período de hospitalização.

Descrição do tipo de atendimento

Para promoção do bem-estar neonatal, foram propostas intervenções voltadas aos processos psicoeducacionais para com a mãe a respeito do nascimento prematuro; estresse neonatal e formas de minimizá-lo; importância da interação adequada da mãe para com o bebê (envolvendo verbalizações e toque materno) e; apoio emocional à dupla mãe-bebê durante o período de hospitalização. Sendo assim, a permanência atenciosa e afetiva da mãe durante este período de estresse neonatal, contribuiu para a melhora lenta e progressiva do quadro clínico do bebê.

Intervenção Mãe-Bebê em UTI Neonatal na Abordagem Focada em Esquemas

As intervenções com a mãe ocorriam, especialmente, junto à incubadora ou berço do bebê ou na sala de espera da UTI Neo. Aquelas realizadas diretamente com o bebê eram realizadas junto à incubadora/berço e no período mais próximo da alta hospitalar, no colo.

Instrumentos adotados

Foi utilizado o Young Schema Questionnaire (YSQ- S2) para avaliação dos esquemas da mãe, informações do prontuário de internação e principalmente das entrevistas realizadas com a mãe. Além disso, com frequência, durante as intervenções foram feitas observações da interação mãe-bebê, observações dos sinais de estresse neonatal e reações comportamentais da recém-nascida.

O YSQ-S2 é um instrumento que objetiva avaliar 15 EIDs considerados como centrais na cognição humana (Young, 2003). Formado por 75 afirmativas, tem uma escala tipo Likert de 1 a 6 para pontuação de acordo com a percepção do examinando. Os 15 esquemas encontram-se inseridos em cinco grandes domínios, a saber: desconexão/rejeição, autonomia/desempenho prejudicados, limites prejudicados, orientação para o outro e supervigilância/inibição.

Tipo de registro e técnicas utilizadas

A partir da aplicação do YSQ-S2 identificou-se como os principais esquemas da mãe, o abandono, privação emocional, defectividade/vergonha, isolamento social, relacionados ao domínio de desconexão e rejeição; e, vulnerabilidade a danos e doenças, incompetência e fracasso, relacionados ao domínio de autonomia e desempenho prejudicados. Foram realizadas evoluções do acompanhamento, relatando as técnicas cognitivas e comportamentais utilizadas como registro de pensamentos, avaliação de evidências (contestação do pensamento), monitoramento do humor e exercícios de relaxamento, assim como técnicas da terapia do esquema como a testagem da validade do esquema, avaliação de vantagens e desvantagens das respostas de enfrentamento da mãe frente à hospitalização da filha, repaternalização limitada e o uso de cartão lembrete a respeito do funcionamento de seus esquemas. Além disso, utilizaram-se informações de interconsultas com a equipe médica, equipe de enfermagem e fonoaudiologia a respeito de manifestações verbais e comportamentais da mãe e do bebê para com estes profissionais.

Relato de caso

A interação mãe-bebê em situação de nascimento pré-termo é limitada, com a presença de uma série de fatores que interferem em uma relação satisfatória. Durante o primeiro contato com a mãe, a mesma referiu seus medos a respeito da aparência da filha e de sua fragilidade, denotando manifestações do esquema de vulnerabilidade: *"Eu nunca vi um bebê assim tão pequeno! Ela é muito frágil, dá medo até de tocar"*. Este receio de tocar na filha esteve presente até o momento em que de fato poderia manusear a filha com maior frequência, isto é, quando a equipe liberou o toque materno uma ou duas vezes ao dia. Anterior a esse momento, a mãe somente permanecia ao lado da incubadora, observando ansiosamente seu bebê e suas reações motoras.

Com relação à questão do toque materno e às verbalizações que a mãe poderia ter com a filha, esta foi orientada a fazê-las respeitando aspectos do estresse neonatal. Nesse sentido, foi explicado a ela já na segunda intervenção: *"(...) este momento é estressante para vocês duas, tanto para ti quanto para o bebê. A R. nasceu antes do tempo, e nesse momento ela estaria na tua barriga protegida de ruídos,* em um *lugar quentinho, sem todos esses procedimentos médicos que são dolorosos. Por isso, para que possas ajudar ela a se manter com nível de estresse mínimo, procure somente conversar com ela. Ela está te escutando, assim como ela te escutava quando estava na tua barriga.(...)"*. Depois de um tempo a mãe já se sentia segura em conversar com a filha, mesmo que com certa vergonha e com orientação da equipe médica, passou a tocá-la, momento em que foi estimulada psicoeducada a realizar uma atividade de cada vez para evitar a superestimulação e desorganização neonatal, de acordo com as orientações preconizadas para a atenção humanizada ao recém-nascido de baixo peso. Então, a partir disto, passou a antes de tocar a filha, sem esfregar a mão, mas deixando-a firme em cima de uma parte do corpo, conversava com ela, comunicava que estava presente, transmitia seu afeto e após iniciava o manuseio. O toque materno, acompanhado pela voz materna, permite ao bebê ativar seu conjunto senso perceptivo registrando na memória a sensação de acolhimento, organização e conforto, fatores de contribuem para o bem estar emocional e diminuição do estresse tóxico.

Mesmo com este contato próximo e sempre presente da filha, durante grande parte do período de hospitalização, e com as evoluções progressivas do quadro clínico do bebê, a mãe manifestava muito medo de que a filha não fosse para casa, reagindo com afastamento. A mãe apresentou autonomia e desempenho prejudicados, utilizando-se de esquemas de incompetência e fracasso. Acreditava que teria fracassado como gestante e que por isso sua filha estivesse nesta situação. A estratégia utilizada pela mãe para lidar com o esquema ativado fora a resignação, onde demonstrou se render ao esquema aceitando-o através de comportamentos que o fortaleciam perpetuando-o. Como intervenção, foi utilizado o cartão lembrete para estimular a identificação de fatos da sua história de vida com a situação atual e a correção da resposta desadaptativa para uma visão saudável. Parte da história de vida da mãe lembrava situações em que, pela criação superprotetora da avó materna, fez com que não se sentisse capaz de lidar com alguns desafios. Em geral, tinha esse sentimento frente a complicações típicas da prematuridade, como repetidas quedas de saturação ou diante de uma crise convulsiva do bebê, aos quatorze dias de hospitalização. Para amenizar sua angústia fez-se uma intervenção na sala de espera baseada na investigação de seus pensamentos, psicoeducação sobre o esquema de fracasso e na construção de um cartão lembrete.

Cabe ressaltar que nesta fase das intervenções a mãe já identificava seus esquemas e às vezes os nomeava, com base na aplicação do questionário YSQ-S2 e de suas respostas de enfrentamento frente à hospitalização.

Segue parte da intervenção a fim de melhor ilustra-la:

P: Vamos ver o que você está pensando. Lembra que já conversamos sobre como os nossos pensamentos influenciam na maneira como nos sentimos?

M: Sim, estou com medo!

P: Eu entendo que deva ter sido difícil saber que sua filha teve uma crise convulsiva.

M: Claro (começa a chorar).

P: Sei que você deve estar com medo, mas vamos ver o que está lhe deixando assim.

M: Quando a doutora me deu a notícia senti medo.

P: Medo de quê?

M: Medo de que aconteça o pior.

P: E o que é o pior?

M: Que a R. morra e acho que não sei dar conta disso. (Esquema de vulnerabilidade, no qual espera que uma catástrofe ocorra a qualquer momento).

P: Você acha que não sabe dar conta dessa situação. E do que estamos falando?

M: Acho que é sobre a minha sensação de que não consigo fazer as coisas, que não sei dar conta das coisas. Eu não sei o que fazer quando isso acontece com a R. (Esquema de fracasso, no qual se percebe inapta para lidar com desafios).

P: Entendo você, pois estamos falando do seu esquema de fracasso. Mas para que possamos deixá-lo menos valente nessa situação, o que achas de pensarmos um pouco melhor sobre algumas coisas e ainda construirmos juntas um cartão que servirá como um lembrete para as situações futuras?

M: Pode ser.

P: O que a médica lhe explicou sobre a convulsão?

M: Ela disse que a minha filha teve uma convulsão e que isso pode acontecer em bebês prematuros. Pode dar uma só vez, mas também pode continuar acontecendo. Mas ela já tá tomando remédio para controlar e não ter de novo.

P: Ok. E o que isso quer dizer?

M: Que ela está sendo medicada.

P: E...

M: Pode ser que não dê nenhuma outra crise.

P: Certo.

M: Tá, mas e se der de novo?

P: O que você acha que pode acontecer?

M: Daí não sei, nem quero pensar.

P: Vamos agora construir o cartão que lhe falei.

Reconhecimento do sentimento atual

Atualmente eu me sinto com medo e incapaz (emoções) porque a R. teve uma convulsão (situação ativadora).

Identificação de esquema(s)

Contudo, sei que isso provavelmente é meu esquema de fracasso (esquema relevante) que aprendi na relação com minha avó superprotetora que não permitia que eu fizesse coisas sozinha quando era pequena (origem).

Esse esquema me leva a enxergar o nível de preocupação, de medo e de incapacidade que tenho para enfrentar algumas situações (distorções do esquema).

Testagem da realidade

Ainda que eu acredite que a R. vá morrer ou que vá piorar seu quadro (pensamento negativo) a realidade é que a médica me disse que devido à prematuridade essas coisas podem acontecer e me disse que com medicação pode melhorar, o que já está sendo feito (visão saudável).

Entre as evidências em minha vida que sustentam a visão saudável estão: que fiquei grávida, continuei trabalhando e após o parto consegui dar conta desta situação; tenho vindo no hospital todos os dias e passado por coisas muito difíceis, e mesmo assim não deixo de vir (exemplos específicos de vida).

Instrução comportamental

Portanto, embora tenha vontade de desistir, de ir embora agora para minha casa e só voltar amanhã (comportamento negativo) eu poderia, em vez disso, permanecer mais um dia ao lado da minha filha, acreditando no que a médica fala e na recuperação dela para que possamos ir pra casa juntas (comportamento saudável alternativo).

Este tipo de intervenção auxiliou a mãe a lidar com essa situação específica, assim como em outras situações apresentadas durante o período de hospitalização da filha. Intervenções como esta realizada com a mãe, trabalhando a modificação de esquemas podem prevenir riscos à saúde emocional do bebê, uma vez que a mãe com uma visão saudável consegue dar suporte e proteção às necessidades da filha, inibindo as consequências do sofrimento neonatal gerado por sensações negativas e, por consequência, a formação dos EIDs da recém-nascida. A participação materna efetiva nos cuidados do bebê promove um processo contínuo da ligação afetiva entre o recém-nascido e a mãe desenvolvendo um apego seguro.

Realizaram-se intervenções diretas com o bebê que buscassem a estimulação dos processos psicológicos via senso percepção. Nesse sentido, nos primeiros contatos junto à incubadora, fora explicado ao bebê onde estava, e em conjunto com a mãe foram transmitidos apoio e segurança por meio da voz materna. O bebê foi acolhido no que se refere à situação que estava vivenciando, sendo necessária muita atenção na observação das reações neonatais, que ora fazia caretas, ora dava sorrisos, dependendo do que estava sendo dito: (...) *"imagino R. como deve estar sendo difícil ficar tanto tempo hospitalizada (...) – o bebê faz caretas, franzindo a testa. (...) mas a mamãe ficou aqui contigo o tempo todo. Eu sei que você sente a presença dela, o carinho dela e que isso deve lhe fazer muito bem"* (...) – bebê dá um leve sorriso com o canto da boca.

Em outras situações de contato direto com o bebê, ele sorria ao ouvir a voz conhecida da psicóloga, manifestando também tranquilidade. As intervenções diretas com o bebê e algumas na presença da mãe faziam com que a mesma realizasse o mesmo processo com a filha, auxiliando na formação de vínculo entre a mãe e o bebê. A tradução dos acontecimentos favoreceu ao bebê a memorizar as sensações sem o predomínio do estresse e com a preeminência da segurança em sua cuidadora.

O acompanhamento deste caso mostrou resultados positivos no que se refere ao enfrentamento da mãe durante o período de hospitalização da recém-nascida. O desenvolvimento do apego contribuiu para a evolução do quadro clínico do bebê, assim como para o seu desenvolvimento emocional e psicológico, através do estabelecimento de uma base saudável beneficiando diretamente a formação de esquemas cognitivos positivos desde os primeiros dias de vida.

Conclusões

Em um contexto de UTI Neo, o qual envolve a situação de nascimento pré-termo, as intervenções dos profissionais de saúde mental são diferenciadas. O modelo de intervenção baseado na abordagem cognitivo-comportamental com ênfase na terapia focada em esquemas surge como um modelo atual e eficaz na atenção terapêutica mãe-bebê.

O afeto e o estabelecimento de um vínculo seguro são essenciais para o desenvolvimento de uma infância saudável. A atitude emocional da mãe orienta o bebê, conferindo qualidade de vida à sua experiência, já que o seu aparelho perceptivo e discriminação sensorial não estão maduros. Proporcionar o conforto através da escuta da voz materna auxilia ao bebê no registro positivo das representações das primeiras percepções sensoriais.

O neonato pré-termo é mais sensível à dor do que o recém-nascido a termo e muito mais sensível que o adulto, devido à plena capacidade de percepção e a mecanismos pouco eficientes para inibição da dor. Portanto, traduzir o seu comportamento permite que ele registre sensações sem distorções estabelecendo a base para o posterior desenvolvimento de esquemas adaptativos.

Em casos de nascimento prematuro, a mãe tende a se sentir também prematura, uma vez que foi pega de surpresa. As intervenções com a mãe buscam a identificação e monitoramento dos EIDs, a fim de auxiliar no reconhecimento das competências do bebê e identificação de suas necessidades básicas.

A teoria dos esquemas refere que o nível mais aprofundado da cognição, a qual se forma desde o estágio pré-verbal, é o EID. Os esquemas pré-verbais armazenam memórias, emoções e sensações corporais implícitas, e as cognições explícitas são adicionadas depois, quando a criança começa a utilizar a linguagem. Assim, muitos registros negativos e não compreendidos permanecem na memória do recém-nascido. Nesse sentido, a intervenção proposta visa favorecer a construção de esquemas cognitivos adaptativos, dando a devida importância a respeito das traduções e nomeações de alguns acontecimentos durante o período de hospitalização, na tentativa de evitar que registros do sofrimento neonatal permanecessem sem tradução e sem compreensão por parte do bebê. A prevenção precoce auxilia o recém-nascido a realizar o registro positivo de suas sensações, as quais futuramente irão criar um padrão comportamental e formas de expressão de suas emoções.

REFERÊNCIAS BIBLIOGRÁFICAS

1. Brasil. Ministério da Saúde. Secretaria de Políticas de Saúde. Área da Saúde da Criança. (2011). Atenção humanizada ao recém-nascido de baixo peso: método canguru: manual do curso. Brasília: Ministério da Saúde.

2. Brazelton, T. B. (1994). Momentos decisivos do desenvolvimento infantil. São Paulo: Martins Fontes.

3. Callegaro, M. M. & Landeira-Fernandez J. Pesquisas em neurociência e suas implicações na prática psicoterápica. In A. V. Cordioli. (2008). Psicoterapias: Abordagens Atuais. 3. ed. (pp. 851-872). Porto Alegre: Artmed.

4. Cassaza, M.J. & Oliveira, M.S. (2012). Validação Brasileira do Questionário de Esquemas de Young: Forma Breve. Estudos em Psicologia, Campinas, março, 29 (1), pp 23-31. ISSN 0103-166X.

5. Frello, A. T. & Carraro, T. E. (2012). Enfermagem e a relação com as mães de neonatos em Unidade de Terapia Intensiva Neonatal. Revista Brasileira de Enfermagem [online]. 65(3) pp. 514-521. ISSN 0034-7167. Disponível em: http://dx.doi.org/10.1590/S0034-71672012000300018.

6. Gunnar, M. R., Herrera, A., Hostinar, C. E. (2009). stress and Early Brain Development. In: Tremblay, R. E.; Boivin, M.; Peters, R. D. eds. Encyclopedia on Early Childhood Development [on-line]. Montreal, Quebec: Centre of Excellence for Early Childhood Development. 1(8) Disponível em: http: //www.child-encyclopedia.com/documents/Gunnar-Herrera-HostinarANGxp.pdf.

7. Gunnar, M. R., Herrera, A., Hostinar, C. E. (2009). stress and early brain development. In: Tremblay, R. E., Boivin, M., Peters, R. D. V. eds. Encyclopedia on Early Childhood Development [online]. Montreal, Quebec: Centre of Excellence for Early Childhood Development. 1-8 Disponível em: http://www.child-ncyclopedia.com/documents/Gunnar-Herrera-HostinarANGxp.pdf.

8. Mendes, M. A. (2006). Terapia do Esquema: um novo enfoque cognitivo. Psique: ciência e vida, 20 dez. São Paulo, 32-39.

9. Sanchez, M. M. & Wainer, R. (2013). Bebê- esquemas iniciais e saúde mental. In: Araújo, R. B.; Piccoloto, N.; Wainer, R. (Org). Desafios Clínicos em Terapia Cognitivo- Comportamental.São Paulo: casa do Psicólogo.

10. Sanchez, M. M. (2014). Terapia Cognitivo-Comportamental na Atenção Mãe-Bebê: Uma Nova Proposta. In: Rudnicki, T. & Sanchez, M. M. (2014) Psicologia da Saúde: a prática de terapia cognitivo-comportamental em hospital geral. Novo Hamburgo, Sinopsys. p 102-20.

11. Siegel, D. J. (1999). A mente em desenvolvimento para uma neurobiologia da experiência interpessoal. Lisboa, PT: Instituto Piaget.

12. Young, J. (2003). Terapia cognitiva para transtornos de personalidade: uma abordagem focada nos esquemas. (3ª ed) Porto Alegre: Artmed.

13. Young, J. E., Klosko, J. S., Weishaar, M. E. (2008) Terapia do Esquema: Guia de técnicas cognitivo-comportamentais inovadoras. Porto Alegre: Artmed.

Parte II

Corpo e Sujeito

92 HORIZONTES DA PSICOLOGIA HOSPITALAR Saberes e Fazeres

9

CAPÍTULO

Mayra Moreira Xavier Castellani
Maria Lívia Tourinho Moretto

Contar ou Não Contar, eis a Questão: A Escuta Psicanalítica sobre a Experiência da Revelação Diagnóstica de HIV

Introdução

O atendimento clínico psicanalítico oferecido a adolescentes e jovens adultos infectados pelo HIV/Aids por transmissão vertical, no serviço de extensão ao atendimento de pacientes HIV/Aids do Hospital das Clínicas da Faculdade de Medicina da Universidade de São Paulo (SEAP-HC-FMUSP), nos possibilita a formulação de hipóteses clínicas a respeito do sofrimento dessas pessoas, no que tange não apenas ao fato de estarem infectadas, mas mais especificamente sobre o sofrimento relacionado à experiência da revelação diagnóstica de HIV/Aids na parceria afetivo-sexual.

Frente à importância conferida a tal revelação, como um elemento essencial nas práticas de prevenção ao HIV, encontramos jovens que se revelam, à medida que encontram espaço clínico para tratar sua subjetividade, as dificuldades e angústias envolvidas nessa experiência da (não) revelação diagnóstica, que interferem, inclusive, no modo pelo qual cada um conduz o seu tratamento.

Nosso objetivo neste trabalho é apresentar algumas considerações e propostas que decorrem da clínica psicanalítica neste contexto, tanto no que diz respeito à abordagem do sofrimento dos pacientes nesta condição, quanto no que diz respeito às possíveis contribuições da psicanálise junto à equipe de saúde multidisciplinar no referido serviço, frente às dificuldades que esta última apresenta ao lidar com os desafios e barreiras do tratamento desses jovens na atualidade.

Para tanto, iniciamos fazendo uma breve contextualização, que possibilita a apresentação do problema aqui abordado, em especial sobre a transmissão vertical do HIV e sobre a juventude vivendo com HIV/Aids.

Na sequência, apresentamos o problema propriamente dito e o argumento que pudemos extrair da abordagem clínica do sofrimento envolvido na experiência desses jovens, – mais do que a revelação de uma informação importante, revelar o diagnóstico é revelar-se, a partir de uma identidade herdada – indicando a importância de uma compreensão dos processos psíquicos envolvidos na experiência da revelação do diagnóstico destes jovens, levando em conta a singularidade de cada caso.

Para concluir, pretendemos evidenciar possíveis contribuições decorrentes da presença do psicanalista no âmbito institucional, como membro de equipe de saúde, tanto no que diz respeito ao manejo delicado entre o tempo de cada sujeito e a importância da revelação do diagnóstico, como também sobre a construção de novas propostas de práticas em saúde junto às equipes especializadas, por meio de projetos terapêuticos singulares, em especial no tocante à construção de decisões sobre a temática da revelação do diagnóstico de HIV/Aids.

Contextualizando: sobre a transmissão vertical do HIV

A AIDS (Síndrome da Imunodeficiência Adquirida) é uma doença decorrente do HIV (Vírus da Imunodeficiência Humana), que ataca as células de defesa do corpo humano, comprometendo significativamente o sistema imunológico. Com isso, o organismo torna-se mais suscetível à simples doenças, como um resfriado, ou a infecções mais graves como pneumonia, tuberculose, neurotoxoplasmose, entre outras; e também mais suscetível a diferentes doenças sexualmente transmissíveis (Ministério da Saúde, 2004).

De acordo com o Ministério da Saúde, 1982 foi o ano em que, o Boletim Epidemiológico relatou o primeiro caso de Aids no Brasil e também, o ano em que se teve o conhecimento da possível transmissão do HIV por contato sexual, uso de drogas ou exposição a sangue e derivados. Em 1985, foi relatado o primeiro caso de transmissão vertical, a qual acontece quando a mãe transmite o HIV para seu filho, que pode ser infectado durante a gestação (transmissão para o feto no útero), durante o parto (transmissão pelo sangue materno), ou durante a amamentação (transmissão através do leite materno).

Brito et al. (2006) relatam que por conta do aumento da forma de transmissão heterossexual do HIV, houve um aumento progressivo deste vírus entre as mulheres e, consequentemente, uma elevação no número de casos notificados entre crianças infectadas por transmissão vertical, durante os primeiros anos da epidemia de Aids.

Com a eficácia da medicação antirretroviral, as crianças infectadas por transmissão vertical chegam à adolescência e seus cuidadores se deparam com novos desafios no cuidado com os jovens, tais como a revelação do diagnóstico, a escolarização, a adesão a um tratamento complexo, além das vivências de relacionamentos afetivos, da vida sexual e inclusive da paternidade/maternidade.

Juventude com HIV/Aids

A adolescência pode ser apontada como uma transição para a vida adulta, correspondendo a um momento de transformações físicas, psicológicas, sociais e cognitivas intensas, que podem gerar ao jovem e a seus familiares muitas dúvidas e angústias. Segundo o Ministério da Saúde (2013) a adolescência pode ser compreendida como "um processo de 'desconstrução' e 'reconstrução' da identidade, no qual o jovem terá que 'desmontar' o mundo infantil e reconstruí-lo a seu modo".

É neste contexto de vida que aparece a Aids, despertando diferentes reações nos adolescentes/jovens que vivem com ela. Entre esses indivíduos, além do confronto com as mudanças e conflitos esperados na adolescência, como a busca da identidade, o experimentar da sexualidade, a tentativa de independência, existe a necessidade de conviver com uma doença crônica, com um tratamento complexo, e que apresenta significações psicológicas e sociais marcantes na subjetividade.

Para Oliveira e Gomes (2004), é na adolescência que o indivíduo começa a entender sua doença, que carrega consigo desde a infância, e descobre seus significados, preconceitos, estigmas. Também é neste momento da vida que as dificuldades na aceitação do HIV/Aids aparecem, pois ela interfere na expressão da sexualidade e nas relações afetivas.

Existe uma descrição de uma série de complicações do HIV/Aids relacionadas ao adolescer, feita pelo Ministério da Saúde (2013), que leva em consideração o impacto do HIV, especificamente, frente às mudanças ocorridas na fase da adolescência. São algumas delas: o desconhecimento do diagnóstico, ou o acordo tácito entre adolescentes e pais de não falar sobre a questão; a fantasia de invulnerabilidade do adolescente, prejudicando a aceitação do viver com HIV/Aids e do tratamento, comprometendo a adesão; o comprometimento da identificação com os grupos se o adolescente se percebe, ou é percebido, como diferente, causando um isolamento social; reações de revolta, solidão, depressão e ansiedade, associadas a vivências de preconceito e discriminação, podendo despertar pensamentos suicidas; a vivência comum nas famílias dos adolescentes de situações como orfandade, doença dos pais ou dos irmãos, privações, adoções e institucionalização, causando sentimentos de luto, tristezas profundas, desânimo.

Levando em consideração todas as especificidades do HIV/Aids na juventude, acima mencionadas, cabe retomarmos e nos debruçarmos detalhadamente sobre a temática da revelação do diagnóstico para a parceria afetivo-sexual, que tem sido um grande e urgente desafio para os profissionais de saúde na atualidade.

Contar ou não contar: eis a questão...

Os adolescentes e jovens adultos infectados pelo HIV por transmissão vertical, por nós atendidos, habitualmente chegam ao serviço de extensão ao atendimento de pacientes HIV/Aids do Hospital das Clínicas da Faculdade de Medicina da Universidade de São Paulo (SEAP-HC-FMUSP) transferidos do Instituto da Criança (ICr-HC-FMUSP) – onde são atendidos desde que descobriram seu diagnóstico, quando crianças – para dar continuidade ao tratamento que lá iniciam e permanecem até atingirem a idade de 18 anos, idade limite para receber o atendimento pediátrico naquela Instituição.

Desde o início, o contato intenso, o olhar cuidadoso e a dedicação integral da equipe de saúde multiprofissional do SEAP, para com esses jovens, tiveram o intuito de conhecer as especificidades de suas vidas, amenizar o impacto da transição ambulatorial e propor um tratamento de excelência.

Cientes de seu diagnóstico e da importância conferida pela equipe de saúde ao ato de revelação do diagnóstico de HIV/Aids, no início da vida afetivo-sexual, os pacientes enfrentam o desafio da revelação com dificuldades que não podem ser desconsideradas. Neste cenário, foi possível observar a grande angústia dos pacientes em questão, apresentando-se muitas vezes em conflito frente à necessidade/importância de revelarem seus diagnósticos aos parceiros e o sentimento de insegurança, medo do abandono e do preconceito que envolvia a tarefa.

Frequentemente, a equipe de saúde era abordada com as perguntas dos pacientes relativas às suas dificuldades: "será que é melhor contar?" ou "como vou contar?" ou "será que ele(a) vai me abandonar quando souber?", seguidas de pedidos de ajuda para construírem a decisão de revelar seu diagnóstico, visando obter uma garantia de ausência de sofrimento.

Em nossos atendimentos, cada jovem, a seu modo, relatava a construção de uma estratégia diferente para se proteger das consequências imaginárias da revelação do diagnóstico, o que indicava, desde o início, que a decisão de revelar e o possível sofrimento psíquico referente a ela, devem estar relacionados com a posição subjetiva de cada indivíduo.

A título de ilustração do problema: C. é uma jovem infectada pelo HIV por transmissão vertical. Em consulta com seu novo médico infectologista, C. conta que está sem tomar a medicação antirretroviral há três anos, pois não consegue engolir os comprimidos, eles "voltam". Relata que quando tinha 15 anos, revelou ser portadora do HIV ao seu namorado e ele saiu correndo, literalmente. Desde então, ela não consegue mais tomar a medicação, mesmo sabendo da importância que esta tem para a sua saúde. O médico aponta para C. que parece que o que está sendo difícil de digerir é o seu diagnóstico de HIV/Aids e isso faz com que os comprimidos também não sejam digeridos. Foi também

Contar ou Não Contar, eis a Questão: A Escuta Psicanalítica
sobre a Experiência da Revelação Diagnóstica de HIV

neste momento de sua vida, aos 15 anos, que C. decidiu nunca mais contar, para pessoa alguma, sobre seu diagnóstico de HIV/Aids. Ela acredita que todas as pessoas fugirão dela quando souberem. Depois de alguns meses em tratamento com o novo médico, C. precisou ser internada para tratar de um citomegalovírus no esôfago. Durante sua hospitalização, na entrevista com a assistente social, C. revela que namora há pouco mais de dois anos e que seu namorado não sabe de seu diagnóstico de HIV/Aids. A assistente social, por sua vez, propõe uma reunião com a equipe médica para discussão do caso de C. e, a partir daí, decide convocar o namorado de C. para revelar a ele o diagnóstico, até então mantido em segredo. Ao ser informada da decisão da assistente social, C. tem uma crise de angústia e, chorando muito, enfatiza sua posição contrária a esta decisão e insiste para que o seu diagnóstico não seja revelado a ninguém. A mãe de C. intervém pedindo ajuda/socorro ao médico infectologista da filha que, após discussão acalorada com a equipe multidisciplinar da unidade de internação, conseguiu reverter a imposição da assistente social e C. não precisou ser obrigada a se revelar a ninguém.

Esse é o ponto no qual devemos nos deter: revelar o diagnóstico é, do nosso ponto de vista, revelar-se. E isso não é simples.

A abordagem psicanalítica do sofrimento envolvido na experiência da revelação do diagnóstico de HIV/Aids ou de "revelar-se"

Na investigação de questões provindas da clínica com estes pacientes, a escuta psicanalítica foi pautada em duas hipóteses: a angústia associada à experiência da revelação do diagnóstico de HIV por transmissão vertical para o parceiro afetivo-sexual pode ser uma resposta à fantasia de desamparo, sendo a iminência da revelação equivalente à iminência de desamparo; a comunicação da soropositividade do HIV ao parceiro amoroso, por parte do jovem, é, de algum modo, influenciada pela forma que lhe foi comunicado seu diagnóstico, em momento anterior, ou seja, pelo modo que ele soube de sua herança do HIV, transmitida por sua mãe, e como ele se "apropriou" desta herança.

A revelação do diagnóstico de HIV/Aids, entre os jovens com HIV por transmissão vertical, é realizada em dois momentos distintos: primeiramente, quando o jovem recebe a informação do seu diagnóstico, da herança de sua mãe, por algum parente, cuidador ou profissional de saúde, com a transmissão também de todas as implicações psíquicas envolvidas; e em um segundo tempo, no qual ele, em posse das informações e significações do HIV/Aids, se percebe submerso em uma necessidade imposta por ele mesmo, pela equipe de saúde que lhe assiste ou pela sociedade, de se revelar a outras pessoas, inclusive àqueles com quem se relaciona afetivamente.

Percebemos a existência de três momentos distintos, nos quais aparece a relação do sujeito com seu HIV, que nomeamos da seguinte forma: 1) Momento da dúvida ou do desinteresse: as entrelinhas do tratamento; 2) Possibilidades de compreensão: a busca por respostas; 3) Conclusões sobre o HIV: tentativas de apropriação.

Tais momentos podem ser comparados às três instâncias lógicas do tempo, propostas por Lacan (1945/1998), em seu artigo "O tempo lógico e a asserção de certeza antecipada": o instante do olhar, o tempo para compreender e o momento de concluir.

Relacionado a isso, vimos que os sujeitos com HIV por transmissão vertical só puderam formular e nos comunicar suas relações com o HIV/Aids atualmente em suas vidas, por terem vivenciado momentos anteriores de desconhecimento, sofrimentos e dúvidas como parte de um movimento de se reconhecer como portador desse vírus. Podemos sugerir as duas moções desse processo: a primeira corresponderia à revelação inicial, introduzindo o HIV na vida dos jovens; a segunda seria a abertura para a apropriação, que fala de uma urgência de se aceitar.

O tempo de saída, o terceiro tempo elucidado por Lacan, o momento da conclusão, é traduzido em um tempo que urge: "na urgência do movimento lógico que o sujeito precipita simultaneamente seu juízo e sua saída. (...) o sujeito, em sua asserção, atinge uma verdade que será submetida a prova da dúvida, mas que ele não poderia verificar se não a atingisse, primeiramente na certeza" (p. 206).

Essa certeza que alcança uma verdade, verdade do sujeito, a qual possibilita a conclusão do processo lógico, pode ser fisgada no discurso dos jovens, quando eles confabulam o sentido de seu HIV atualmente em suas vidas.

Chamou-nos muita atenção o discurso sobre a normalidade, sobre ser normal viver com HIV/Aids. Essa verdade do sujeito precisa ser antecipada e sustentada, para que o processo lógico de tornar o HIV seu, abra portas para outras vivências, mesmo que isso caia na dúvida posteriormente.

Se o processo da revelação do diagnóstico é um processo lógico, no qual estão implicados três momentos (desconhecimento, questionamentos e conclusões) atrelados logicamente, vale ressaltar que, para Lacan (1945/1998, p. 207) "(...) nessa corrida para a verdade, é apenas sozinho, não sendo todos, que se atinge o verdadeiro, ninguém o atinge, no entanto, a não ser através dos outros", o que simboliza a importância do Outro para a constituição da minha certeza, da minha subjetividade.

Eis a importância da escuta e da presença do analista, como Outro que possibilita a construção de processos psíquicos aí envolvidos.

Processos psíquicos: a herança de um tabu e a construção de fantasias

Para dar continuidade, nos propusemos a debater como a participação de outros – pais, cuidadores, familiares – influencia na relação do sujeito com seu diagnóstico de HIV, herança vinda da mãe. Foi percebido como os "conselhos de mãe" – ou de familiares – induzem determinados comportamentos relacionados ao segredo.

Entendemos que a transmissão do HIV da mãe para a criança, não é apenas uma herança do vírus, mas, sobretudo, de suas significações, que proporcionam implicações nas subjetividades e na relação familiar. Ainda, em nossa cultura, o portador de HIV é visto como alguém com algo muito terrível, obrigado a manter segredo sobre si. É na tentativa do sujeito resguardar a si próprio, que a palavra se torna proibida e o segredo prevalece.

Além da transmissão do vírus pela via sanguínea, pode-se perceber que existe a transmissão de sentimentos, fantasias e significados atribuídos ao HIV, relacionados ao seu lugar de tabu. Os ensinamentos das mães, cuidadores e família tem base no que eles próprios construíram e viveram em relação ao HIV/Aids e tem o intuito de prepararem seus filhos frente ao futuro da vivência com esse diagnóstico. No entanto, o que muitas vezes não se percebe é que essa transmissão pode conter também sofrimentos, medos e angústias, fazendo com que a criança aprenda a vivenciar sua condição de soropositiva, respondendo com esses sentimentos, carregando em si o que é de sua mãe e família. Assim, a criança pode ser conduzida a um lugar marcado pelas questões fantasmáticas maternas em relação ao HIV/Aids.

Borges, Pinto & Ricas (2009), afirmam que a criança percebe o HIV como um assunto intocável, um assunto tabu para a mãe e a família, ao qual ela não pode se referir, perguntar, ou buscar explicações. A escolha da criança também passa a ser a do silêncio, ainda que, ocasionalmente, pense sozinha sobre sua doença, e raramente rompe o pacto de silêncio imposto.

Juntamente com uma transmissão que é biológica, o "ganho" de um vírus propriamente dito, aparece aquela que é a transmissão de uma marca, que condiciona a estruturação do psiquismo, perpassado pela lei e pela moral. Através da mãe, a criança adquire a marca do vírus, com significações culturais, que o transformam em um tabu indizível, intocável, fonte de todo mal. A relação que a criança, novo sujeito, estabelece com o HIV/Aids, implica em uma repetição do psiquismo dos pais, transmitido pela via da identificação simbólica, em um primeiro momento sem possibilidade de elaboração.

Para existir a possibilidade de passar do herdado ao próprio, é necessário um ato criador, no qual o sujeito se inaugura, e conquista aquilo que foi transmitido, aquilo que herdou. Mas como se conquista a condição de ser portador do HIV? Não se trata apenas de vivenciar o que é, e foi, o HIV para os pais e para a família, mas sim de subjetivar a experiência de viver com HIV e construir suas próprias significações.

O que se procura evidenciar na psicanálise é como a situação real da doença é vivida pela criança e pela família, pois interessa o valor simbólico atribuído pelo sujeito à doença, como ressonância à história familiar. As palavras pronunciadas pelo grupo, a respeito da doença, são de extrema importância para a criança, pois são elas que vão permitir a construção de um sentido ao que se vive.

Tendo base nas ideias de Násio (2010), a respeito da adolescência/juventude, pode-se defender que a preocupação constante com o julgamento dos outros, presente nesta etapa, é intensificada quando está em jogo uma doença crônica, ainda mais com as significações negativas que a Aids carrega. A pressão do supereu, em somatória com o conhecimento de ser portador do HIV faz com que o jovem transite por um complexo de inferioridade, o que interfere inclusive nas suas relações sociais.

A crise da adolescência, representada pela dificuldade com as palavras e com a apropriação do mal-estar sentido, parece influenciar o jovem a decidir guardar o segredo do seu diagnóstico. O HIV/Aids significa uma marca narcísica que simboliza um defeito, e diferencia o jovem portador de seu grupo. Correr o risco de ser reconhecido com essa marca é extremamente sofrido para o jovem, uma vez que as importantes identificações com o grupo de amigos, nessa fase da vida, dão suporte e segurança.

É por brotar no sujeito um medo e uma desconfiança da não aceitação do outro que existe a escolha pelo segredo do diagnóstico. Assim, constatamos que os sofrimentos ligados à revelação do diagnóstico de HIV/Aids nos jovens infectados por transmissão vertical, não se manifestam apenas por se tratar da difícil adolescência, nem apenas por o HIV/Aids representar falhas narcísicas do sujeito, mesmo que tenha algo próprio deste vírus que empurre o sujeito com maior facilidade para a angústia, já que ele fica distante socialmente de um lugar fálico. Esses sofrimentos se dão pela vinculação entre as duas coisas, mas por algo mais além: a fantasia fundamental.

Revelar o HIV/Aids acaba sendo colocar em cheque a consistência imaginária do eu, relacionada aos ideais narcísicos, e ficar reduzido ao objeto a, perdendo o invólucro que protege o sujeito do real inominável, propiciando o surgimento da angústia. No Seminário 10, sobre a angústia, Lacan (1962-63/2005), nos faz compreender que a fantasia expressa a relação do sujeito com o objeto a, sem que um se reduza ao outro e que na angústia, o sujeito perde a fantasia como um articulador possível do real, não conseguindo mais responder de um lugar que marca a hiância ente o sujeito e o Outro. Falta da falta significa a falta da possibilidade simbólica de lidar com o real.

Perceber a angústia dos pacientes, na clínica psicanalítica, significa assumir que eles não estão conseguindo lidar, naquele momento, com a falta a partir da lógica simbólica falo-castração, e o sujeito está face a face com o real, sem seus recursos simbólicos. O sujeito vai conseguindo driblar a angústia através da fantasia, mas parece haver, necessariamente, o irromper da angústia quando o sujeito se vê submisso ao desejo do Outro, que passa a comandar e gozar dele. Isso pode acontecer quando alguém emite uma ordem de revelação do diagnóstico de HIV/Aids ao paciente, por exemplo, como apresentado antes na vinheta clínica.

Acreditamos que o segredo resguarda uma fantasia, ao mesmo tempo em que a fantasia revela uma posição subjetiva, isto significa que, revelar a infecção por esse vírus não se traduz por dar uma notícia, uma informação sua qualquer. Por esse motivo, existe uma maior incidência da angústia na hora de revelar o segredo.

Foi possível depreendermos dos discursos dos jovens algumas montagens mais comuns da fantasia, coerentes com a pergunta prevalecente "Será que ele vai me aceitar?", são elas: os que serão abandonados quando contam e os que contam para serem abandonados; se você me ama, me aceitará com isso; vou te contar como um ato de amor; transmitirei ao outro o legado da minha miséria.

Contar ou Não Contar, eis a Questão: A Escuta Psicanalítica sobre a Experiência da Revelação Diagnóstica de HIV

Essas posições fantasmáticas traduzem uma relação implícita a um Outro, e são cenas que parecem remeter a uma possibilidade de desamparo, ou a uma posição de vítima, sujeito "fonte de todo mal". Elas incluem a dimensão do desejo e do funcionamento, de acordo com um ideal narcísico, no qual o amor aparece acima de tudo: "Só vou contar se eu tiver certeza de que serei amado apesar do HIV".

É essencial assumirmos que não detemos um saber *a priori* relacionado à previsão da manifestação da angústia. Percebemos essa manifestação quando ela acontece e surge na clínica psicanalítica. É a partir desse momento que se torna possível uma reflexão sobre a fantasia fundamental em jogo e, consequentemente, sobre a posição do sujeito em relação ao Outro. No entanto, se pensarmos na análise também enquanto um espaço para significantizar a relação do sujeito com o Outro, podemos sustentar que estar em análise pode indicar uma prevenção a algumas manifestações da angústia, a algumas expressões de sofrimento.

Uma pergunta aparecia como base da nossa escuta clínica: como intervir junto a estes pacientes, e como favorecer a construção de novas alternativas para enfrentar o processo da revelação do diagnóstico de HIV/Aids?

A fantasia fundamental, como vimos, faz parte da constituição do sujeito e exerce a função tanto de fazer face à realidade, quanto de ser filtro para a angústia. Portanto, é a fantasia que posicionará o sujeito frente à questão da revelação do diagnóstico, ou da manutenção de seu segredo. Nesse sentido, nos parece que escutar a fantasia na clínica é uma proposta indispensável para cuidar da angústia frente à revelação do diagnóstico.

A partir disso, podemos fazer uma aproximação à nossa clínica, pensando que a dificuldade da revelação, isto é, a repetição em definir o HIV como segredo, tem a função de preservar a fantasia fundamental, de ela não ser escancarada, mantendo uma máscara na posição do sujeito em relação ao desejo do Outro. Respeitar essa escolha pelo segredo é respeitar que o sujeito tem uma fantasia. Antes de enunciar o segredo, é preciso que o sujeito fale dessa posição, descobrindo significantes que o aprisionem menos, o que pode levar tempo para que a angústia não irrompa abruptamente.

Quando o sujeito já nos chega angustiado, o que aconteceu algumas vezes na nossa clínica com os pacientes que se viam na necessidade de revelar seu diagnóstico de HIV, cabe analisar que algo da fantasia deixou de estar camuflado e ele se viu posicionado como objeto do gozo do Outro. E então, como faz o analista para oferecer o espaço de escuta e manejar essa angústia?

Para Moretto (2013), a angústia é o afeto que surge, quando não existem significantes para o sujeito, que simbolizem o buraco no real. E, nesse sentido, acabar com a angústia é possibilitar que o sujeito angustiado fale e signifique seu buraco, permitindo que o sujeito desenvolva recursos para voltar a enfrentar a realidade. Portanto, é essencial que ele associe livremente, para que seja possível compreender qual o lugar que a angústia ocupa no sintoma e na fantasia fundamental de cada sujeito.

Fica claro que o objetivo de uma análise não é insistir que o paciente revele seu diagnóstico ao parceiro amoroso, diferente do discurso de alguns profissionais da saúde, que insistem no compromisso do paciente com a prática do bem – investir na prevenção e não transmissão do HIV. Mas, ao mesmo tempo, não estamos atestando que o paciente não deve fazê-lo e não deve se importar com suas atitudes preventivas e responsabilidades para com o outro.

Conclusões

O pilar da clínica psicanalítica dá suporte à fala do sujeito e à escuta do analista. O analista se propõe a escutar a subjetividade, que aparece traduzida no sintoma, na fantasia, na angústia. Essa é uma especificidade da clínica psicanalítica no tratamento dos sujeitos com HIV/Aids: a partir de elementos teóricos, criar um dispositivo clínico que leve em conta um sujeito, com suas peculiaridades, e não que ofereça somente um apoio para a revelação do diagnóstico para terceiros. O importante neste momento seria, por meio da escuta psicanalítica, propor uma direção do tratamento desses jovens, cuidando do lugar que o segredo encena na subjetividade deles.

Consideramos que o paradigma da subjetividade, sustentado pela clínica psicanalítica, se apresenta como uma alternativa competente para resolver uma problemática ainda muito incompreendida em serviços de saúde especializados no tratamento da Aids. Nesse sentido, é imprescindível um bom diálogo entre os profissionais de saúde, para que consigam falar uma mesma língua frente ao projeto de tratamento do paciente.

Acreditamos ser um compromisso ético manter um diálogo com a equipe de saúde do serviço em questão, visando traçar novas propostas para o atendimento à população com HIV por transmissão vertical, sobretudo no que tange à tentativa de cuidar dos sujeitos para que eles possam produzir decisões mais eficazes, frente a seus tratamentos. Neste contexto, é essencial destacarmos a importância do manejo delicado entre o tempo de cada sujeito e a necessidade da revelação, sem que a obrigatoriedade da prevenção se sobreponha à subjetividade.

Uma proposta possível de uma nova prática de saúde, levando em conta o que foi exposto sobre a influência entre os "conselhos de mãe" e a revelação do diagnóstico para terceiros, é oferecer um espaço de escuta para os pais e cuidadores dos jovens com infecção do HIV por transmissão vertical. Essa prática teria o objetivo de compreender os significados construídos por eles em relação aos seus HIVs e disponibilizar um tempo de ressignificação de suas fantasias em relação à Aids, o que pode ter direta relação com amenizar os sofrimentos dos jovens ligados à revelação de suas marcas.

Vale a pena, para finalizar, expor uma ideia que oferece um fechamento a esta questão da revelação. Julgamos que, em razão da explicação aqui construída sobre a ligação entre segredo, fantasia e angústia, a problemática da revelação do diagnóstico pode ser representativa de outros tipos de revelação. A irrupção da angústia sentida pelo sujeito, pode se dar em outros contextos que envolvam a dialética do contar ou não contar, como, por exemplo, a revelação de uma adoção, a revelação da vivência de uma violência sexual, ou até a revelação da homossexualidade.

Nesse sentido, a argumentação teórica apresentada, que possibilitou uma ampliação do escopo da teoria psicanalítica sobre o tema, pode ajudar profissionais da área da saúde que se deparem com essas temáticas na clínica e se percebam diante de um pedido de ajuda do sujeito, que necessita de cuidado em relação ao seu sofrimento psíquico. Assim, contribui-se aqui com a possibilidade de construção de novas práticas em saúde junto às equipes especializadas, com foco na subjetividade, que se dediquem a amenizar os impactos psíquicos negativos, consequentes da revelação de uma marca.

REFERÊNCIAS BIBLIOGRÁFICAS

1. Borges, J.M.C.; Pinto, J.A.; Ricas, J. (2009). Mães e crianças vivendo com hiv/Aids: medo, angústia e silêncio levando a infância à invisibilidade. Estudos de Psicanálise, Aracaju, 32, 71-80.

2. Brito, A. M., Sousa, J. L., Luna, C. F., Dourado, I. (2006). Tendência da transmissão vertical de Aids após terapia antirretroviral no Brasil. Revista de Saúde Pública, 40 (Supl), 18-22.

3. Lacan, J. (1945) O tempo lógico e a asserção de certeza antecipada. In: Escritos. Rio de Janeiro: Zahar, 1998. p. 197-213.

4. Lacan, J. (1962-63) O Seminário, livro 10: a angústia. Rio de Janeiro: Jorge Zahar, 2005.

5. Ministério da Saúde. Secretaria de Vigilância em Saúde. Departamento de DST, Aids e Hepatites Virais. Portal sobre Aids, doenças sexualmente transmissíveis e hepatites virais. Disponível em: http://www.aids.gov.br/pagina/o-que-e-Aids.

6. Ministério da Saúde. Secretaria de Vigilância em Saúde. Departamento de DST, Aids e Hepatites Virais. (2013). Recomendações para a Atenção Integral a Adolescentes e Jovens Vivendo com HIV/Aids. Brasília: Ministério da Saúde. 116 p.

7. Ministério da Saúde. Secretaria de Vigilância em Saúde. Departamento de Vigilância Epidemiológica. Doenças Infecciosas e Parasitárias. (2004). Guia de bolso. 4 ed. Brasília, DF.

8. Moretto, M. L. T. (2013). O que pode um analista no hospital? São Paulo: Casa do Psicólogo.

9. Nasio, J.-D. (2011) Como agir com um adolescente difícil?: um livro para pais e profissionais. Rio de Janeiro: Zahar.

10. Oliveira, V.Z. & Gomes, W.B. (2004). Comunicação médico-paciente e adesão ao tratamento em adolescentes portadores de doenças orgânicas crônicas. Estudos de Psicologia, Natal, 9(3), 459-469.

104 HORIZONTES DA PSICOLOGIA HOSPITALAR Saberes e Fazeres

10
CAPÍTULO

Valéria de Araujo Elias
Abílio da Costa-Rosa

A Psicanálise e Sua Práxis no Hospital Público no Campo das Decisões e do Sujeito: Uma Experiência com Transexuais

Introdução

A presença do psicanalista nos hospitais públicos representa a concretização da aposta de Freud (1919/1976), sobre a possibilidade de uma psicanálise extramuros[1], fora do âmbito clássico da sua práxis: a clínica privada. O hospital, campo original da invenção da psicanálise, tanto para Freud quanto para Lacan, cada vez mais conta com esta possibilidade de atendimento, a ponto de nos deparar com uma população que, ao buscar um alívio inscrito no corpo, tem acesso a uma oferta de escuta analítica.

Não se trata de uma análise nos moldes convencionais, porém este espaço, com suas singularidades e limites, não exclui a possibilidade do psicanalista

---

1 Em *Linhas de Progresso da Terapia Psicanalítica* (1919/1976) e em *Explicações, aplicações e orientações* (1932/1976), Freud assinalou a necessidade de extensão da psicanálise por meio do serviço público, visando oferecer assistência à população, diante do reduzido âmbito de atuação desta clínica, diante da imensa "miséria neurótica" que atingia, naquela época, amplamente a saúde pública, tanto quanto as doenças orgânicas, exigindo uma ação do psicanalista nesse contexto.

operar com sua presença e seu ato analítico, de modo distinto das outras disciplinas que também atuam no hospital. Portanto, mais que uma presença física, uma função. Além da adequação da técnica às novas condições, a orientação freudiana propõe a sustentação da ética da psicanálise, sem relaxar o seu rigor, em que "seus ingredientes mais efetivos e mais importantes continuarão a ser aqueles tomados à psicanálise estrita e não tendenciosa" (Freud, 1919/1976, p.181).

Essa atuação nos permite pensar em dois aspectos quanto ao significante público: por um lado, a gratuidade de um tratamento para aqueles que demandam uma escuta e, por outro, a "publicação" de um trabalho, a transparência de uma clínica cujos efeitos nem sempre são eficazes. Assim, leva os praticantes que ali se inserem a arriscar-se a situações em que veem seu trabalho exposto a questionamentos e impasses que só conseguem ser sustentados pelo desejo de analista.

Também para Lacan (1967/2003, p. 261), a função de um psicanalista não devia ser limitada à intimidade do exercício clínico. Para ele, a psicanálise em extensão dizia respeito não apenas à transmissão da psicanálise pela via do ensino ou pelo testemunho dos analistas sobre seu percurso, mas também pela prática da psicanálise no âmbito das instituições públicas de assistência, onde ele se defronta com outros discursos que sustentam diferentes práticas nesse campo institucional. Segundo ele, é no âmbito da extensão que é possível conhecer os efeitos desta práxis, mantendo o rigor ético e resguardando as diferenças em relação ao seu enquadramento tradicional.

Para Miller (2001, p.11), pensar a psicanálise nas instituições não implica deixar de ser psicanálise, em toda sua conceituação que delimita seu campo de saber. Porém, devemos exigir que ela não ceda diante de ser psicanálise, ou seja, sob o pretexto de terapêutica, ultrapassar esse limite, essa diferença. As diversas formas de se conceber o terapêutico nas práticas de cuidado ao paciente, em uma instituição, se configura como um divisor de águas entre as especialidades, em que, conforme trataremos ao longo do trabalho, torna a psicanálise uma clínica diferenciada das demais.

Nessa perspectiva, evidenciamos os princípios norteadores de nosso trabalho, embora Lacan (1973/1993), afirmasse que uma prática não precisa ser esclarecida para intervir. É o modo de resposta do profissional, seu modo de operar, que decide, a *posteriori*, se há ou não a verdadeira psicanálise em seu ato. Mattos (2003), avança nessa linha de pensamento para falar da "disponibilidade do analista" que ele define como "certa presença que permite que a operação analítica aconteça" (p. 52), uma via que promova a abertura para que advenha o sujeito do inconsciente. Assim, ao oferecer sua presença no hospital público, o psicanalista se coloca diante do desafio de construir novos dispositivos clínicos, a fim de formalizar essa práxis[2], mantendo seu rigor ético e singular.

---

2 Trata-se de uma prática sustentada por uma teoria que por isso definimos como práxis. Lacan (1964/1998), ao se questionar sobre o que é uma práxis, responde: "É o termo mais amplo para designar uma ação realizada pelo homem, qualquer que ela seja que o põe em condição de tratar o real pelo simbólico. Que nisso ele encontre menos ou mais imaginário tem aqui valor apenas secundário." (p.14).

A Psicanálise e Sua Práxis no Hospital Público no Campo das Decisões e do Sujeito: Uma Experiência com Transexuais

Não se trata somente da ética do analista, em sua relação com o sujeito em sua singularidade, mas também da ética do discurso psicanalítico dentro da instituição, frente aos outros discursos, ou seja, na "psicanálise em extensão". Para Zenoni (2000, p. 14-15), a instituição permite "uma terceira via", um lugar onde a clínica se faz operar e onde o sujeito se faz acolher, permitindo a passagem de uma clínica a dois, a uma clínica dita coletiva: uma clínica feita por muitos. Esta prática da psicanálise na instituição foi nomeada na clínica lacaniana de uma "prática entre vários"[3] para se referir a uma clínica que aposta no sujeito, na capacidade de produção de discurso, atrelada à posição da equipe que pode colaborar nesta direção.

Estas considerações trazidas aqui nos introduzem no tema que pretendemos abordar, relativo à contribuição do psicanalista junto aos demais profissionais que compõem uma tarefa de avaliar pacientes para determinados procedimentos médicos, nesse caso os transexuais em seu processo de modificação corporal, em busca de uma decisão sobre sua indicação ou não. Muito embora nossa participação no hospital em equipes de avaliação seja ampla, iremos nos ater à cirurgia de redesignação sexual ou transgenitalização[4], popularmente chamada de "mudança de sexo". No entanto, entendemos que, a partir dela podemos estender o questionamento às outras.

A biotecnologia contemporânea, com seus instrumentos que permitem modificações corporais inimagináveis, oferece cada vez mais a possibilidade de alterar o corpo, para aproximá-lo da fantasia até pouco tempo considerada impossível, vislumbrando no horizonte uma realidade que se torna onipotente. Se nossa função, enquanto psicanalistas, é de tratar esse real impossível, nos vemos diante do imperativo de repensar nossa clínica, diante destas ofertas cada vez mais possíveis, aproximando-as do que antes pertencia ao inalcançável. Este é o caso da cirurgia oferecida aos transexuais.

Em 1997, no Brasil, o Conselho Federal de Medicina (CFM) aprovou a legalidade e eticidade da cirurgia transexual, até então proibida[5] de ser realizada, reconhecendo a transexualidade como condição de inaceitável convivência com o sexo biológico e provocador de grave constrangimento e, portanto, merecedor de tratamento adequado

---

3 Este título foi proposto por ocasião da abertura da IIIª Jornada da Rede Internacional de Instituições Infantis (RI3) realizada em 1 e 2 de fevereiro de 1997 na Antenne 110 em Bruxelas – Bélgica. O título completo foi "Da fundação de Um à prática entre vários". Di Ciaccia (1999) cunha em Antenne 110 esta que não se funda na presença do Um do Mestre, do discurso do Mestre, mas sim na falta deste Um (p. 60-61).

4 A cirurgia de redesignação sexual ou de transgenitalização consiste nos procedimentos cirúrgicos denominados neocolpovulvoplastia e neofaloplastia. Ela permite a mudança do aparelho sexual, consistindo apenas em alterações estéticas e não genéticas. A neocolpovulvoplastia é a mudança da genitália masculina para feminina e a transformação do aparelho masculino para feminino se denomina neofaloplastia, mas ela está autorizada pela mencionada Resolução, ainda a título experimental, tendo em vista as dificuldades técnicas ainda presentes para a obtenção de bom resultado tanto no aspecto estético e funcional destas. (Nepomuceno, 2011).

5 No Brasil, a primeira cirurgia de redesignação sexual foi realizada em 1971, em São Paulo, pelo médico Roberto Farina, que sofreu processo judicial de lesão corporal, sendo absolvido somente anos depois.

para erradicar o mal-estar[6]. Por meio da Resolução do Conselho Federal de Medicina nº 1.482/2002, foi autorizada a realização da cirurgia de transgenitalização e/ou procedimentos complementares, a título experimental, em hospitais universitários no Brasil (Brasil, 2008)[7], até ser amplamente normatizada e autorizada pelo Sistema Único de Saúde (SUS), em 2010.

As diretrizes para a assistência ao indivíduo com indicação para a realização do processo transexualizador se pauta nos critérios diagnósticos constantes no DSM-IV[8] e no CID - 10 - Classificação Estatística Internacional de Doenças e Problemas Relacionados a Saúde, que define transexualismo – em seu capítulo F64 sobre transtornos da identidade sexual – como "um desejo de viver e ser aceito enquanto pessoa do sexo oposto. Este desejo se acompanha em geral de um sentimento de mal-estar ou de inadaptação por referência a seu próprio sexo anatômico e do desejo de submeter-se a uma intervenção cirúrgica ou a um tratamento hormonal a fim de tornar seu corpo tão conforme quanto possível ao sexo desejado" (OMS, 1993).

Pautados nos indicadores internacionais oficiais, recomenda-se no protocolo que todo candidato ou candidata se submeta ao acompanhamento multidisciplinar no prazo mínimo de dois anos, até que este seja suficiente para que a equipe esteja certa do diagnóstico, devendo haver uma avaliação que decida se a pessoa está pronta para a irreversibilidade do processo.

Cabe salientar que o pedido de inserção na equipe se dirige ao psicólogo e não ao psicanalista, função a que somos chamados a ocupar diante desse panorama. Essas resoluções determinam a criação de equipes multiprofissionais para avaliar casos clínicos em nome de um tratamento, da prevenção e do risco do que poderia ser um equívoco e, se assim for, contaminar a assepsia de um procedimento que a princípio é considerado puramente técnico e, por isso deve ser realizado em um corpo supostamente dessubjetivado.

Cada vez mais somos convidados a emitir nosso parecer por meio da avaliação das pessoas que são indicadas, do ponto de vista clínico, a realizar intervenções irreversíveis, justamente porque algo da ordem subjetiva sempre escapa nesta tentativa de objetivação. Mas não basta fazer a indicação e com isso validar o procedimento médico. O

---

6 Essas bases se concentram no artigo 6º e 198 da Constituição Federal: "Integra a liberdade sexual a faculdade de o indivíduo definir a sua orientação sexual, assim como externá-la através não só de seu comportamento, mas de sua aparência e biotipia. Esse componente de liberdade reforça a proteção de outros bens da personalidade como o direito à identidade, o direito à imagem e, em grande escala, o direito ao corpo. A identidade sexual é um desdobramento do direito à identidade pessoal, como o poder de parecer externamente igual a si mesmo em relação à realidade do próprio sexo, masculino ou feminino [...] o direito ao exato reconhecimento do próprio sexo real, antes de tudo na documentação constante dos registros do estado civil." Disponível em: http://www.ambito-juridico.com.br/site/id= 9896&revista_caderno=6. Recuperado em: nov. 2013.

7 Segundo a Regulamentação ditada pelo Ministério da Saúde em 2008, em acordo com a Resolução nº 1.652/2002 do Conselho Federal de Medicina.

8 No recente DSM V, eliminou-se o rótulo de Transtorno de Identidade de Gênero, mas retornaram ao termo Disforia de Gênero. A justificativa parece ter sido a de eliminar a palavra "transtorno", que traz consigo a ideia de uma doença mental, substituindo-a pela teoricamente menos negativa "Disforia", que apontaria para um sofrimento emocional relacionado à incongruência entre sexo e gênero. (APA, 2013).

que parece ser o ponto fundamental é pensarmos como o protocolo, nesse caso, pode desorientar o nosso lugar, fazendo-nos perder nossa direção ao levar o nosso trabalho para o oposto do que seria um tratamento pela psicanálise. Por outro lado, não seria o caso de simplesmente desconsiderá-los, pois é necessário conhecê-lo para que possamos inseri-lo dentro de nosso campo de trabalho. Essa nos parece ser uma posição ética ocupada pelo psicanalista diante dessas novas demandas que nos chegam (Elias, 2013).

A psicanálise no campo do sujeito

Para que um trabalho em equipe possa efetivamente ocorrer, ou seja, para que ele possa acolher a pessoa dita transexual é preciso de antemão que esses pacientes sejam tratados como sujeitos (e não meramente assujeitados). É preciso ainda que cada um dos profissionais envolvidos permita certo grau de não saber, ou seja, que o saber prévio fique em suspenso ao nos encontrarmos com cada sujeito, em que o conhecimento a ser seguido esteja sempre no registro a ser descoberto, levando-se em conta que tanto o profissional quanto o candidato, estão igualmente implicados enquanto sujeitos desta experiência. E o saber sobre essa experiência está sempre do lado do sujeito, e o que nos permite saber sobre isso é construído nessa relação que só acontece dentro de um campo transferencial, já que o saber do sujeito advém de sua própria construção sobre si e seus modos de gozo.

Uma pessoa inscrita no diagnóstico de transexual quando nos procura no hospital, normalmente já obteve a informação dos significantes que o enquadram nesse diagnóstico e tendem a reproduzir um discurso que diz de sua certeza, impossibilitando entrar em contato com sua verdade. Inicialmente, o discurso que encontramos é constituído de respostas prontas e fechadas, que visam à universalidade, ou melhor, visam acabar com a diferença. Em consonância, encontramos o discurso médico que consagra essa relação com o saber que toma o outro como um objeto, buscando produzir um sujeito informado, simplesmente para repetir o que já se sabe, de modo a não permitir questionamentos.

Trata-se de um saber enciclopédico, instituído, que não permite interrogação: um saber que se sabe, mas pertence a outro/Outro e por isso é regido pelo comando do mestre, já que a mestria do paciente se apaga. Do lado do sujeito, só há significante (embora este se encontre apagado pelo saber) e não há furo, pois a falta está toda no campo do Outro. Ele se apresenta cheio de enunciados, mas sem enunciação; ele fala, mas não se sabe onde ele está, pois o conteúdo de seu discurso remete a uma reprodução do que o discurso médico, enquanto o discurso do mestre se encarregou de produzir. Sua problemática está na ordem do ser: ser de um sexo que contradiz sua anatomia.

São indivíduos aderidos, principalmente, ao campo médico, ou seja, eles tomam o seu sintoma como um sintoma médico e, enquanto tal busca seu tratamento no hospital. Eles não procuram um psicanalista e, quando o procuram, costumam já ter percorrido um longo circuito médico e medicamentoso, as farmácias estão à disposição de quem quer transformar seu corpo via hormônios. São pessoas que não transformam sua queixa voltada para o seu corpo em uma questão psíquica, não interpretam a transexualidade como um problema subjetivo a ser tratado subjetivamente. Não se engajam em uma análise de modo clássico, ou seja, pela instauração do sujeito suposto saber, e sim pela via da compulsão à repetição, enlaçando o analista em uma repetição na transferência, exigindo, do profissional, formas de manejo dessa transferência.

Se nos direcionarmos pela ótica de que um psicanalista sustenta sua presença através da escuta do que provoca sofrimento, a partir da suposição de que há um sujeito implicado nele, se não há demanda inicial de um sujeito dirigida a nós (de escuta analítica), como sustentar nossa posição?

É certo que a demanda de transexualização é o que possibilitou ao sujeito se encontrar com a oferta de escuta analítica, já que de certa forma ela sinaliza que as coisas não vão bem, que é preciso buscar um outro/Outro, por perceber não ser possível resolver sozinho. No entanto, para que o sujeito se implique em sua queixa, isso é insuficiente, é preciso mais que isso. É preciso que a demanda de ajuda se transforme em demanda de análise. Se o sujeito persiste em buscar somente uma ajuda na qual não se vê implicado – uma intervenção médica ou um laudo psicológico – não há como prosseguir enquanto escuta analítica. Nesse sentido, o que o motivou a buscar nosso trabalho pode ser o responsável por mantê-lo nesse lugar, tornando-se um entrave para que o sujeito possa entrar em análise.

Para Hartmann (2012), se colocamos um objeto no lugar de um discurso, esperamos que este objeto fale sozinho sem utilizar uma língua. Este é o caso da indicação cirúrgica quando desejamos que ela fale no lugar do sujeito. Porém, um corpo não fala se não houver quem o enuncie, é preciso a linguagem. Daí a importância do ato analítico, que ao promover o corte de um discurso representado, gera um afastamento que faz o sujeito entrar no enigma no qual deverá encontrar, ele mesmo a sua resposta.

Ao lançarmos o sujeito à interrogação "o que queres?", "o que deseja quando busca sua modificação corporal?", o reconduzimos à falta na qual se encontra esboçado o destino na lógica das passagens de discurso, a mudança do instituído, possibilitando sair do discurso do mestre e da universidade para o discurso do analista e seu ato analítico para que se institua, no lugar [9] do paciente, o sujeito da palavra. Trata-se, portanto de um trabalho que possibilite passar do sujeito do enunciado ao da enunciação, quer dizer, que o sujeito possa falar do que fala nele, que ele possa produzir seu próprio saber sobre sua tentativa de transexualização. Partindo desta lógica, consideramos que a oferta da escuta analítica se apresenta como uma saída possível da alienação subjetiva do sujeito em sua demanda. O saber do analista, confrontado com o aparato médico, ao ocupar uma posição de intérprete na transferência, conjuga o universal com o particular.

Consideramos que um tempo para que o sujeito possa significar essa demanda é importante para que se possam produzir novas respostas, embora nem sempre seja possível ou suficiente, no tempo estipulado de dois anos pela Resolução. Em muitos casos,

---

9 O emprego da palavra *lugar* faz referência à disposição dos quatro elementos nos discursos teorizados por Lacan (1969-1970/1992), no *Seminário, livro 17: o avesso da psicanálise*.

A Psicanálise e Sua Práxis no Hospital Público no Campo das
Decisões e do Sujeito: Uma Experiência com Transexuais

esses encontros se estenderam para muito mais que isso, pois ainda não se sentiam seguros para tomarem, eles mesmos, esta decisão. Por outro lado, com indicação ou sem indicação, em sua maioria, eles já iniciaram a administração de hormônios e a oferta de escuta nem sempre produzirá efeitos de mudança de posição subjetiva. Em muitos casos, o efeito foi de aumentar a resistência a pensar sobre o assunto, ao imaginar que poderíamos convencê-los do contrário. Esse movimento não acontece só com os transexuais, é possível observar, por exemplo, com os obesos candidatos à cirurgia bariátrica. Por isso a importância de uma retificação subjetiva da demanda.

Ao dar voz ao seu mal-estar, os pacientes assim escutados mudam sua posição, deixam de ser pessoas silenciadas em suas queixas — que por dispositivos pedagógicos ou medicalizantes visam anulá-la – ou que aceitam passivamente as prescrições, e passam a questionar, reivindicar, buscando formas singularizadas de lidar com o que lhe acomete. Não se trata, porém, de horizontalizar os lugares e os saberes, mas ao oferecermos a possibilidade para que o sujeito fale, este deixa de ser mero paciente submetido às prescrições, cuja responsabilidade recai sobre o médico, para que possa se responsabilizar pela desordem da qual se queixa, introduzindo-o em outra posição, menos paralisante, em relação ao tratamento de seu mal-estar. Os efeitos advindos disso produzem o conhecimento e o reconhecimento do nosso trabalho na instituição.

Dessa forma, justificamos nossa inserção em uma clínica que aposta no acolhimento do transexual, mesmo se a via para isso, inicialmente, parta de um encaminhamento médico. Porém, nosso lugar não se restringe somente à dimensão clínica, é preciso pensar também na dimensão institucional deste trabalho, marcado pelo encontro com os outros saberes presentes na cena hospitalar.

O psicanalista e seu trabalho em equipe

Para que haja a inserção do psicanalista em uma instituição hospitalar, é preciso que ele entre em contato com outros discursos e se insira nas articulações aí encontradas, uma vez que, como apontamos, não está no âmbito da psicanálise restrita ao consultório.

A experiência de acolhimento de uma pessoa dita transexual, em nosso hospital, antes mesmo da criação de uma equipe constituída para atender esses casos, abalou inicialmente as certezas preestabelecidas à medida que essa situação fugia à norma do que se instituiu como protocolo de atendimento aos transexuais.

A instituição se baseia em normas pensadas e decididas previamente para funcionar, de modo a evitar imprevistos ao demandar ações rápidas e eficazes. Sustentar uma posição desde a psicanálise, em um espaço que leva em conta a universalização, a burocracia, a urgência, o capital, torna-se um desafio. Entender como os discursos acontecem na cena hospitalar é importante no sentido de favorecer a escuta, as intervenções e o posicionamento da psicanálise, condizentes com sua tática, estratégia e política, propostas por Lacan (1953/1998), em seu ensino sobre a *Direção do tratamento e os princípios de seu poder*. E essa compreensão não é importante somente ao psicanalista, já que todos sofrem os efeitos dessa objetividade. Um exemplo disto se dá neste pedido de que um psicólogo avalie se um candidato à transexualização está certo do que reivindica ao cirurgião. Não é o paciente que nos pede uma garantia de sua certeza, mas a medicina, embora pautada no discurso de que este é o "único tratamento possível" ao transexual, diante de sua "convicção inabalável" de ser do outro sexo.

Não podemos desconsiderar que os médicos são chamados a tomar decisões muito difíceis e que o fazem com muita ética e competência. Para isso, precisam se pautar em construções científicas que envolvem uma gama de elementos bastante complexos. Os profissionais desta equipe não defendem que as pessoas podem fazer deliberadamente o que quiserem com o seu corpo e que o cirurgião esteja disponível para atender a qualquer pedido que chega a ele. Ou seja, não fazem apologia às intervenções cirúrgicas, e estes encontros permitiram concluir que esse processo não é garantia para a solução do problema, já que outras questões se apresentam previamente ou posteriormente a essas. Na maioria dos casos, tal intervenção cirúrgica apazigua muitos de seus conflitos, pois produzindo um corpo mais coerente com o sexo reivindicado, se deparam com menos constrangimentos sociais e preconceito.

Lacan (1966/2001), aponta a psicanálise como a única que interroga a obediência da medicina à demanda acelerada do mundo científico. Esse lugar destinado à psicanálise, ele entendia que era o que os psicanalistas preferiam (e deveriam) se manter, reintroduzindo a clínica do sujeito. E é a permanência do psicanalista nessa posição – definida por ele como extraterritorial – que possibilitará a manutenção da subjetividade diante da ameaça da exclusão do sujeito responsável em prol da objetividade científica.

Viganò (2006), faz notar que um dos significantes fundamentais que estão na base das instituições é a prevenção do que poderia promover o mal para o sujeito. Freud (1929-1930/1976), já havia nos alertado que não é possível pensar o sujeito humano instituído, inserido em um programa que visa a prevenção de algo, o qual associamos ao da proposta médica de prevenir os equívocos de uma intervenção cirúrgica de "mudança de sexo" por meio de um programa de tratamento multiprofissional. Segundo ele, um programa é aquilo que é escrito primeiro e permite prever o que podemos esperar na experiência. Em psicanálise, no entanto, não é possível antecipar o que, de antemão, por ser subjetivo, não podemos prever.

Encontramos aqui um ponto fundamental a ser refletido quando nos propomos a se inserir em um lugar que, conforme anunciamos, vai à contramão da psicanálise. Em outras palavras, enquanto os representantes da instituição da saúde respondem a uma lógica que tem como princípio fundamental os preceitos universais de qualidade de vida, cujo ideal é prevenir a invasão pulsional – pela qual nossa clínica se orienta – como estabelecer os elementos que possibilitariam pensar em um tratamento, cuja operação incide sobre um sujeito, sem que essa práxis se apresente como uma mera oposição do que ocorre entre o discurso psicanalítico e o institucional?

Segundo Viganò (2006), a dificuldade em se pensar em programas com este fim, seguindo os preceitos freudianos, se encontra em dois aspectos: um subjetivo, ligado ao princípio do prazer (desejo e pulsão), e outro social, ligado ao princípio da civilização, revelando como o segundo é correlativo à insuficiência do primeiro na regulação da economia subjetiva das satisfações pulsionais. É justamente o para além do princípio do prazer que torna impossível programar os destinos humanos. Para ele, nenhuma prática institucional terá condições de modificar, com seus meios, o Outro simbólico em relação ao qual o sujeito se estrutura. "O peso "material" do significante deixa ao terreno institucional uma valência imaginária que se opõe ao instituir-se de um sujeito do desejo" (p. 36).

É preciso marcar esta posição diferenciada e não tentar "adaptar" nossa clínica ao que é normatizado na instituição. Nesse sentido, ao iniciarmos uma consulta ela acontece nos moldes institucionais preconizados pelo coletivo e na mesma sala em que os outros profissionais também atendem, mas restringe-se a um primeiro encontro. Ao identificarmos uma questão dirigida a nós, oferecemos outra configuração de tempo e espaço para que as entrevistas preliminares e uma demanda analítica possam ocorrer.

Assim, a formalização de nosso trabalho cujos elementos justificam sua diferença de princípios e procedimentos evitam sua diluição na estrutura institucional. Ao nos mantermos nesta posição – entendida como necessária por sua especificidade –, esta não se confunde com um lugar solitário, que não permite a comunicação com os outros profissionais e nem nos dá uma posição especial em relação aos demais na instituição.

Como apontamos, o objeto comum a ser trabalhado, no caso o paciente dito transexual, seria o mesmo para todas as especialidades em que cada uma tinha seu objeto específico. Partindo-se desse posicionamento, de respeito às singularidades, a comunicação entre os discursos tinha como meta viabilizar um trabalho para que, para além dos saberes instituídos previamente, alguma inteligibilidade se constituísse. Sem desconsiderar que tal ação se localizava no plano dos ideais – já que sabemos que um grupo não faz Um, pois não é idêntico a si mesmo, sendo da ordem da multiplicidade – essa experiência possibilitou a implicação subjetiva dos membros da equipe, de modo a permitir a construção de um discurso novo, acessível e transitável entre os envolvidos.

Nesse sentido, entendemos que mais que uma relação interdisciplinar, trata-se de uma não relação que se parte de uma diferença entre as áreas, de um lado o universal (para-todos, em que se exclui o desejo e a pulsão) e de outro o singular (marcado pelo desejo e pela pulsão), mas que ao sustentarmos nossa posição é possível se pensar em uma aproximação entre os campos, em que a especificidade do discurso analítico em interlocução com o ideal instituído, possa somar suas abordagens em busca de um tratamento possível para a demanda transexual.

Ao nos propormos a trabalhar não somente com os pacientes, mas também com os que se encarregam deles, este pode ser um momento privilegiado de transmissão do que se trata a operação clínica da psicanálise e um campo fecundo de interlocução com outras modalidades de intervenção.

O campo das decisões: afinal quem decide?

A função da "decisão" se coloca como um componente a ser refletido e esclarecido a fim de evitar um possível extravio de nossa função ao se inserir em um campo distante de nossa práxis cotidiana. No encontro entre os membros da equipe é importante a manutenção de uma estrutura horizontal que possibilita que todos tenham uma relativa autonomia decisória nas ações a serem realizadas, tanto nas atividades pertinentes à sua especialidade, quanto às discussões quanto ao que deve ser decidido em grupo. Isso possibilita que haja elaborações coletivas, para além da expectativa de que alguém mais competente – ou em uma posição hierarquicamente superior do que os outros – defina ou resolva os impasses.

Em nossa experiência, nas reuniões de equipe, as discussões inicialmente centravam-se em buscar as respostas para os impasses em padronizações e normatizações já produzidas, cuja intenção era a de controlar a subjetividade em um saber já constituído que, por não existir, impossibilitava que houvesse um consenso para esta decisão.

Nosso trabalho consistiu em identificar as demandas da equipe, relacionadas com a proposta de acolhimento aos transexuais, articulando-as com as proposições fornecidas pela Resolução, levando em conta a realidade e as necessidades de cada área. Ocupávamos um lugar que, sem direcionarmos as discussões, evitava que estas se pautassem em opiniões baseadas em saberes hegemônicos, que visassem uma reprodução ou transposição de experiências "bem-sucedidas" de outras instituições. Estas eram consideradas, mas nos permitíamos arriscar ao produzir o novo a partir da singularidade de cada caso. Machado Pinto (2013), chama de ato esta função do analista, que permite a mudança de posição subjetiva na equipe, pois se trata de uma ação não prevista, de algo criado naquele e para aquele momento. Trata-se de uma solução que possibilita "suportar a angústia de agir em uma situação de incerteza, provocada pelo encontro com aquele furo dos protocolos estabelecidos, para sustentar a garantia idealizada do funcionamento institucional" (p. 15).

Esses encontros buscavam ainda problematizar as situações trazidas e as questões suscitadas pela experiência, para que as ações pudessem ser pensadas naquele momento, a fim de que se formalizasse um trabalho em que os sujeitos implicados produzissem um saber fundamentado no cerne desta experiência, visando esta mesma práxis. E é pela constatação da falta no Outro que é possível que cada um repense sua prática em direção a uma clínica feita a partir de vários.

As reflexões versavam sobre temas diversos, desde a caracterização dos pacientes que seriam aceitos pela equipe até situações que visavam que um pudesse conhecer o trabalho do outro. Quando considerávamos necessário, o candidato era convidado a vir à nossa reunião para que ele participasse e/ou decidisse sobre alguns aspectos de seu tratamento. O mesmo acontecia com parceiros e familiares, quando solicitavam orientações e esclarecimentos, que nesses casos não acontecia sem a autorização e participação do paciente/candidato.

A Psicanálise e Sua Práxis no Hospital Público no Campo das Decisões e do Sujeito: Uma Experiência com Transexuais

A discussão dos casos facilitou para que, ao final do acompanhamento de cada candidato, as decisões não se transformassem em dilemas clínicos e/ou impasses, pois as questões já haviam sido discutidas ao longo do seu tratamento e tanto para o paciente quanto para a equipe não se tratava mais de uma decisão, mas de um momento de fechamento de um processo, de uma conclusão que se abriria para um novo momento, pós-cirúrgico.

O acompanhamento pós-cirúrgico se manteve, em vários dos casos, porém com encontros esporádicos, que se revelaram fecundos para nosso trabalho, nos ensinando que as questões não se fecham com a cirurgia – assim entendidos inicialmente tanto pelo paciente quanto pela equipe – e novas demandas puderam surgir. Os próprios pacientes, por iniciativa deles, passaram também a se encontrar com os outros candidatos para troca de informações auxiliando para que um sujeito, ao acompanhar o processo do outro, pudesse pensar sobre sua própria experiência que ainda não havia acontecido ou ressignificando o que já aconteceu.

O envolvimento de todos neste processo possibilitou a produção do novo em uma prática não somente feita a dois (o paciente e cada profissional com sua clínica), mas uma prática feita por vários, em que sempre havia algo novo, já que a subjetividade humana não se limita a uma única experiência.

REFERÊNCIAS BIBLIOGRÁFICAS

1. American Psychiatric Association. (1995) DSM-4 - Manual Diagnóstico e Estatístico de Transtornos Mentais. Porto Alegre: Artes Médicas.
2. American Psychiatric Association. (2013) DSM-5 - Diagnostical and Statistical Manual of Mental Disorders (Fifth ed.). Arlington, VA: American Psychiatric Publishing.
3. Brasil. (2008) Ministério da Saúde. Portaria n. 457/SAS, de 19 de agosto de 2008. Regulamenta o Processo Transexualizador no SUS. Diário Oficial da União, Brasília, DF, 20 de agosto de 2008.
4. Conselho Federal de Medicina. (2002) Resolução CFM nº 1.652 de 06 de novembro de 2002. Sobre a Cirurgia de transgenitalismo. Brasília, DF, 6 nov. 2002. Disponível em: http//:portalmédico. org.br/resolucoes/2002/1652.html. Recuperado em: 06/12/2002.
5. Di Ciaccia, Antônio (1999) Da fundação de Um à prática feita por muitos. Curinga Psicanálise e saúde mental, Escola Brasileira de Psicanálise, Minas Gerais, n. 13, p. 60-65.
6. Elias, V.A. (2013) A presença do dispositivo analítico no campo das avaliações de candidatos a procedimentos médicos. In: Moura, Marisa Decat (org.) Oncologia/Clínica do limite terapêutico? Psicanálise & Medicina. Belo Horizonte: ArteSã.
7. Freud, S. (1919-1918) Linhas de Progresso na Terapia Psicanalítica. In: Edição standard brasileira das obras psicológicas completas de Sigmund Freud. Rio de Janeiro: Imago, 1976. V. XVII.
8. Freud, S. (1929-1930) O mal estar na civilização. In: Edição standard brasileira das obras psicológicas completas de Sigmund Freud. Rio de Janeiro: Imago,1976. V. XXI.
9. Freud, S. (1932) Novas conferências introdutórias sobre psicanálise. Conferência XXXIV: Explicações, Aplicações e Orientações In: Edição standard brasileira das obras psicológicas completas de Sigmund Freud. Rio de Janeiro: Imago, 1976. V.XXII.

10. Hartmann, F. A cirurgia estética participa de uma nova modalidade de gozo? Association Lacanienne Internationale. Disponível em: http//www.lacan-brasil.com/lectura.php. Recuperado em: 20/06/2012.

11. Lacan, J. (1953) A direção do tratamento e os princípios de seu poder. In: Escritos. Rio de Janeiro: Jorge Zahar,1998.

12. Lacan, J. (1964) Seminário, livro 11: Os Quatro Conceitos Fundamentais. Rio de Janeiro: Jorge Zahar,1998.

13. Lacan, J. (1969-1970) Seminário, livro 17: o avesso da psicanálise. Rio de Janeiro: Jorge Zahar,1992.

14. Lacan, J. (1966) O lugar da psicanálise na medicina. In: Opção Lacaniana, São Paulo, n. 32, 2001. pp. 8-14.

15. Lacan, J. (1967). Proposição de 9 de outubro de 1967 sobre o psicanalista da Escola. In: Outros Escritos. Rio de Janeiro: Jorge Zahar, 2003. pp. 248-264.

16. Lacan, J. (1973) Televisão. Rio de Janeiro: Jorge Zahar, 1993.

17. Machado Pinto, J. (2013) Prefácio. In: Moura, Marisa Decat (org). Oncologia. Clínica do limite terapêutico? Psicanálise & Medicina. Belo Horizonte: Artesã. pp.11-21.

18. Mattos, S. (2003). A disponibilidade do analista. E.B.P. Escola Brasileira de Psicanálise, Belo Horizonte, pp. 52-59.

19. Miller, J.A. (2001) Psychanalyse pure, psychanalyse appliqué et psychotérapie. In: La cause freudienne, Revue de Psychanalyse, n. 48, maio, pp. 7-35.

20. Nepomuceno, C. A. (2011) Transexualidade e o direito a ser feliz como condição de uma vida digna. In: Âmbito Jurídico, Rio Grande, XIV, n. 90, jul 2011. Disp. em: http://www.ambito-juridico.com.br/site/ id=9896&revista_caderno=6. Recuperado em nov 2013.

21. Organização Mundial de Saúde (1993) CID-10 - Classificação de Transtornos Mentais e de Comportamento da Classificação Internacional de Doenças. 10ª ed. (CID 10) Porto Alegre: Artes Médicas.

22. Viganò, C. (2006) Da instituição ao discurso. Mental - Revista de Saúde Mental e Subjetividade da UNIPAC. Ano IV, n. 6. Barbacena, junho, p.33-40.

23. Zenoni, A. (2000) Psicanálise e instituição: a segunda clínica de Lacan. Revista Abrecampos – Revista de Saúde Mental do Instituto Raul Soares, Belo Horizonte, ano 1, n.0, p. 12-93.

11

CAPÍTULO

Marisa Decat de Moura

Psicanálise e Hospital: Um Lugar para o Sujeito a Partir de Diferentes Práticas Discursivas

> Ce qui, cependant, aurait pu s´avérer néfaste pour les cliniciens, peut au contraire stimuler les réflexions et le souci de préserver l´originalité fondamentale de la relation psychanalytique et la part de liberté qui réside dans le travail intrapsychique[1].

Introdução

Esta citação, que destaco de início, veio ao encontro de questões importantes da minha prática clínica. E, por concordar com ela, gostaria de trazer, para reflexão, uma "experiência recente", 2006/2015, quando a Instituição na qual coordeno a Clínica de Psicologia e Psicanálise, Rede Mater Dei de Saúde

---

1 "Aquilo que, no entanto, poderia revelar-se nefasto para os clínicos, pode, ao contrário, estimular as reflexões e a preocupação de preservar a originalidade fundamental da relação psicanalítica e a porção de liberdade que reside no trabalho intrapsíquico". Citação destacada no argumento do *Colloque Psychotérapies et Psychanalyse* da Universidade de Strasbourg – França, outubro de 2012. (Tradução nossa.)

– Belo Horizonte/Brasil, preparou-se e foi "Acreditada" por duas empresas externas auditoras: – DNV – Organização Nacional de Acreditação – ONA (norueguesa) e *National Integrated Acreditation for Healthcare Organization* – NIAHO (americana).

Quando foi iniciado o processo de "Acreditação" no hospital, todas as clínicas, até mesmo a de Psicologia e Psicanálise, foram convocadas a se adequarem a um novo modelo de funcionamento institucional que exigia a avaliação constante dos serviços por meio de programas mensuráveis quantitativamente.

Depois de um momento de paralisia, aceitamos o desafio, com Jacques Lacan, de não recuar. E gostaria de formalizar questões que surgiram e que exigiram dos psicanalistas a operação subversiva da psicanálise. "Que antes renuncie a isso, portanto, quem não conseguir alcançar em seu horizonte a subjetividade de sua época" (Lacan, 1953/1998, p. 322).

"Em determinado momento, me dei conta que nós havíamos efetivamente mudado de época. Está aí a des-subjetivação, a adaptação necessária ao mundo atual que não cessará de se mover, da tomada de posse da máquina sobre o humano. Nós estamos hoje no dia 'depois'". Alain Schaefer inicia assim o prefácio da *Revue Analuein, n. 11, juin 2008,* que considero pertinente para minhas reflexões ao dizer desse tempo de hoje, que resiste à psicanálise e que, ao mesmo tempo, revela, como fundamental, o seu lugar. Quanto mais houver a exclusão do sujeito, mais a psicanálise se faz necessária.

Essa questão da sociedade em mutação e a consequente exigência do psicanalista à altura de seu tempo, me é causa de esforço para "encontrar" o lugar de analista, em uma práxis que lida com o não querer saber da verdade do desejo. E eu me proponho refletir sobre questões relativas à intervenção do psicanalista e ao campo de ação da psicanálise em um espaço outro que não o consultório, em um hospital geral.

A psicanálise, porque se trata do campo da causa e não do ideal, precisa construir sua possibilidade. E, nesta construção, sua prática levanta questões relativas às condições que tornam possível o além do discurso produzido pela consciência, campo sustentado pela verdade de um sujeito que se encontra em uma instituição hospitalar.

Os psicanalistas se esforçam, cada vez mais, para responder a uma cultura que está em um processo constante de mudanças, o que é necessário e vital para o avanço da psicanálise. Estamos no campo da reinvenção e o que me é particularmente "caro" é a exigência de criatividade em uma prática que, pelo fato de ser um espaço de tempo e de localização no hospital geral, exige que seja colocado em questão o lugar de analista e, como consequência, sua formação.

Durante minha prática clínica, pude observar mudanças e me interrogo frequentemente sobre as intervenções e seus efeitos que me surpreendem e me fazem refletir e formalizar para que "possa fazer delas bom uso". É interessante constatar que a clínica no hospital geral oferece elementos importantes à psicanálise, além de sua experiência realizada no consultório.

A clínica exige mudanças, pois as pessoas apresentam seus sofrimentos de uma outra maneira. Essas mudanças exigirão do analista a reafirmação de sua posição, seu lugar atípico e seu rigor ético necessário. O impossível dessa posição exige recriar sempre a psicanálise no que ela tem de fundamental.

A partir da decisão de não recuar diante da práxis do psicanalista em uma instituição hospitalar, sabíamos que lutávamos contra a maré porque estamos contra a corrente do discurso da cultura. E com Lacan encontramos um caminho fecundo para a autorização do analista em outro espaço que não o do consultório, quando ele o designa como uma função e "sem lugar". Por se tratar de um lugar efeito da análise do analista, ela o "autorizou" a sair do consultório.

Lacan já falava das mudanças contemporâneas, constatadas também por nós, e reafirmava, em seu ensinamento, a importância de o psicanalista não somente não recuar, como também de não se isolar do mundo, estando este submetido a um processo constante de mudança. O analista, então, não pode estar em uma posição de exclusão, de exílio de si mesmo (Laurent, 2007).

Não recuar é a direção da clínica lacaniana. Para saber os limites e as possibilidades de uma práxis, para considerar as possibilidades do sujeito em questão, é preciso estar lá. É importante sublinhar o que diz o discurso corrente, a maré que afirma a impossibilidade da práxis do analista em um hospital geral. Discurso que coloca em questão o desejo do analista e a formalização dos efeitos de sua intervenção. Esse movimento se abre cada vez mais para o surgimento de outras questões, que, por sua vez, questionam os fundamentos da psicanálise e sua transmissão.

No hospital, estamos próximos dos acontecimentos que mudam paradigmas. Movimento revigorante para o psicanalista e para sua reinscrição no campo da cultura.

Para situar e dar uma direção ao trabalho que pretendo formalizar, parto do pressuposto de que não há uma instituição ideal para a psicanálise, que a psicanálise não existe se não tiver um analista e que um sujeito só sabe o que a psicanálise oferece quando está diante de um psicanalista – o que exige uma práxis que implica sua "presença" nos hospitais. Uma presença específica sustentada por uma posição. Não se trata de organizar um consultório no hospital, atendendo pacientes e/ou familiares, mas de uma presença que implica uma posição com efeito retificador na instituição, isto é, que busca implicar o sujeito em seus atos, incluindo atendimentos a partir desta posição.

Entre outros desafios, temos que a psicanálise se propõe ir além do observável, mediante uma escuta que tem acesso ao incompreensível, isso estando em um espaço clínico dominado e valorizado por respostas sustentadas pelo observável. O inconsciente é ético e não ôntico, depende de uma posição ética.

Trata-se de uma clínica que parte da hipótese do inconsciente e do princípio de que o sujeito não é mestre em sua própria casa. E sendo a instituição hospitalar um espaço em que os profissionais operam a partir do prévio saber que ocupa o lugar de mestre, é um desafio construir respeitabilidade e transferência a um outro saber. Para isso, o analista precisa levar em conta a instituição, as equipes e os profissionais.

A clínica de psicologia e psicanálise na
Rede Mater Dei de Saúde

O desejo de interrogar sobre a prática do psicanalista na instituição hospitalar nasceu, desde o início, do seguinte questionamento:

– A psicanálise, como uma das respostas para o sofrimento humano, por que não poderia estar também no hospital geral? Isso na década de 1970, quando iniciamos a "presença" do psicanalista nos diversos setores do hospital.

A psicanálise oferece uma resposta diferente da dos "serviços dos bens", – como diz Lacan no seminário 'A ética da psicanálise' – "bens privados, bens de família, bens da casa, outros bens que igualmente nos solicitam, bens do ofício, da profissão, da Cidade" (Lacan, 1959-1960/1997, p. 363).

E essa busca de resposta é para que o homem possa encontrar seu bem, o que lhe restitua a harmonia supostamente tida e perdida, e localize, com rigor, o lugar da psicanálise eticamente comprometida com a sua oferta, sabendo que o serviço dos bens, no plano universal, não resolve o problema da relação do homem com seu próprio desejo.

– E nos perguntamos também sobre a questão da oferta da psicanálise na escuta do sujeito em uma instituição em que ele, analista, não está "isolado" das situações, regras, protocolos e demandas diversas e imperativas que surgem.

Na relação transferencial, o analista, ao se retirar do lugar de sujeito, estabelece uma assimetria e uma suposição de saber para que o sujeito possa construir sua verdade. O que importa não são as regras, protocolos incluídos ou não, mas a posição do sujeito diante deles. E pela posição de sujeito somos todos responsáveis, e é aí que o analista deve chegar...

– E nos perguntamos ainda sobre o manejo possível dessa direção, levando em consideração a instituição e seus protocolos.

Iniciamos nossa experiência da inserção do trabalho no Mater Dei em 1978, e nas décadas de 1970 e 1980, testemunhamos um tempo de muita resistência dos psicanalistas com relação à prática psicanalítica em locais diferentes do *setting* analítico do consultório.

"Isso não é psicanálise", era falado pelos psicanalistas nessa época, e essa fala nos lembra Freud (1914-1916/1974), em *História do Movimento Psicanalítico,* em sua querela com Adler e Jung: "isto não é psicanálise" (p.57), o que exigiu de Freud, naquele momento, sustentar os princípios éticos da psicanálise. Resistência que exigiu e vai sempre exigir a formalização e sustentação ética da prática do psicanalista, também no espaço hospitalar.

A psicanálise sempre suscitou resistências, e o real que faz parte de sua existência se encarrega de preservá-las. Onde há resistência há algo do real e do desejo... E como bem lembra Elisabeth Roudinesco (2010), grande parte da história da psicanálise e de cada sujeito em análise é contada pelas resistências a ela.

Talvez, naquele tempo, não se soubesse o que era um psicanalista e por isso era necessário o *setting* para que ele pudesse "isolar" o que interferiria em sua "operação".

Psicanálise e Hospital: Um Lugar para o Sujeito a
Partir de Diferentes Práticas Discursivas

(Localizar-se enquanto analista.) Com Lacan e a partir da formalização do analista como função, efeito de sua própria análise, o analista se tornou convocado e autorizado eticamente a se implicar nas atividades *hors murs*.

O compromisso com a transmissão da psicanálise acontece em vários "espaços" da cultura, sempre sustentado pela premissa de que a posição do psicanalista deve preservar, em todas elas, a relação com a verdade do sujeito. Essa relação, por sabermos que a verdade é não toda e como ela só aparece como não toda após a intervenção do analista, a presença deste deve ser não toda no saber. Essa posição não toda diante do saber caracteriza a política da psicanálise independente do *setting*, e exige ser submetida sempre à análise, o que vem acontecendo, também no hospital, permitindo não só a presença do psicanalista como também o avançar em suas formalizações teóricas.

Sobre o psicanalista e sua práxis na instituição

Para apresentarmos e formalizarmos a Acreditação hospitalar, a presença do analista e seu efeito em uma situação institucional, torna-se necessário estabelecer a especificidade da posição do analista e a diferença radical de seu discurso. As formalizações no *a posteriori* de suas dificuldades e efeitos tornam-se instrumentos importantes para que o analista possa melhor se servir delas. No Brasil, inúmeros serviços de psicologia sustentam sua prática em abordagens outras que a psicanálise.

O procedimento psicoterapêutico consiste em "submeter-se" ao outro – mestre, conferindo ao psicoterapeuta a última palavra, o que tem efeito de silenciar o inconsciente. Paradoxalmente, há, nessa posição, uma simetria. Jacques Lacan localiza o discurso do mestre e o do inconsciente no mesmo registro, situando-se o psicoterapeuta e o seu paciente (inconsciente) no mesmo discurso: sintoma e terapia são dois dialetos do mesmo discurso.

Para sustentar a especificidade de sua direção, a psicanálise precisa criar um dispositivo que sustente um discurso, o avesso do discurso do mestre. O tratamento analítico deve ser conduzido de modo a operar uma mudança de discurso, isto é, colocar o sujeito em uma outra posição diante do mestre. Essa direção tem, como efeito, um apaziguamento de outra ordem, uma certa paz que inclui a relação do homem com seu próprio desejo. A psicanálise não visa à cura, mas a tratar o incurável.

Como vemos, é essa especificidade que constitui a possibilidade para a intervenção analítica, ao acolher – e não atender – as diversas e imperativas demandas na instituição.

Sobre uma situação institucional

Em 2006, o Hospital Mater Dei iniciou o processo de sua Acreditação com relação ao critério de "Excelência", como instituição que presta serviços à comunidade na área de saúde. Hoje, no Brasil, seguindo o modelo americano, os hospitais precisam estar inseridos nesse procedimento para serem reconhecidos e existirem nos aspectos tanto clínicos quanto políticos e econômicos.

Esse processo, como sabemos, implica padronização e quantificação dos diversos serviços, e avaliação estatística dos resultados, visando ao "padrão de excelência". Sendo a instituição Acreditada, a certificação concedida é renovada por meio de auditoria a cada dois anos. Existem níveis de Acreditação, de um a três, e evidentemente a instituição busca ser Acreditada sempre no nível mais alto, significando sua direção na busca de Excelência.

A Clínica de Psicologia e Psicanálise se viu perplexa nesse momento institucional, diante de protocolos operacionais padrão – POPs, relatos de não conformidade – RNCs, sistema para anotações em prontuários etc., um universo desconhecido e "aversivo" para os psicanalistas.

Em um primeiro momento, a equipe foi tomada pela surpresa e, diante dos fatos, se viu impotente... "não vai dar", "sem lugar para a psicanálise..."

O psicanalista, ao se perguntar "o que estou fazendo aqui", situa-se diante do incômodo e da tentativa de situar sua profissão. Ao acolher o chamado, o analista precisa encontrar o caminho para chegar aonde seu modo de ação seja possível – encontrar um modo possível de tratar o impossível.

Acolher e não responder ao pedido e suportar o incômodo do não saber *a priori* permitem que a presença real do analista crie a demanda em alguns casos. Presença real que garante a circulação da pulsão (Lacan, 1963-1964/1985).

Depois de um tempo, aceitamos o desafio de buscar o possível, lembrando, com Collete Soler (1997), que, ao responder à pergunta sobre a que demandas o analista responde, diz, com propriedade, que acolher, ele acolhe todas, e depois é da responsabilidade do analista o manejo para que um saber possa ser construído.

Sabemos que as demandas chegam ao psicanalista quando a ciência falha, e isso já define o real como o que escapa do programável. A presença do analista pode acolher a contingência em prol do sujeito, e fazer revirar o apego ao saber e revelar a verdade do sujeito foracluído pela ciência. (Machado Pinto, 2013). Um saber exterior ao sujeito o transforma em objeto de uma técnica.

Diante do peso das demandas imperativas na instituição, sabemos que a submissão depende do sujeito, e que o analista pode suportar esse peso como sujeito e não como objeto, também na instituição. E, nesta posição, iniciamos o "trabalho de Acreditação", procurando tomar posse dos significantes novos introduzidos, fazendo parte do sistema, ocupando o lugar de mestria que cabe ao analista. Era impossível "de fora" pensar o "como fazer".

Quando a demanda chega ao psicanalista a partir do estabelecido como norma institucional, é necessário abrir espaço e convite à contingência. Ao tornar-se o "sistema" familiar, isto é, estar no discurso do mestre sem se identificar com ele, foi possível um relaxamento necessário para que o estrangeiro ao sistema, agora de um outro lugar, pudesse acontecer.

Recebemos, como todas as clínicas do hospital, itens de orientação para as evidências e cumprimento dos requisitos padronizados para três níveis, pelas empresas auditoras.

Resumindo, o **nível 1** tem como objetivo avaliar o fator segurança: documentos, habilitação, capacitação, formação permanente etc.

O **nível 2** visa à padronização dos processos e ao estabelecimento de indicadores para avaliação destes. Neste item, estabelecemos dois indicadores: produção científica e presença em reuniões clínicas semanais, ambos quantificáveis.

E a instituição determinou um indicador para todas as clínicas: avaliação dos serviços pelo "cliente externo" (pacientes), mediante o preenchimento de formulários marcando as categorias: excelente, bom, regular e ruim, privilegiando estatisticamente a categoria de excelente. Por "desacreditarmos" nesse formato de avaliação, utilizando um significante estabelecido pelo próprio discurso do processo de "Acreditação", operamos uma subversão incluindo, por meio de "busca ativa", não as avaliações "excelentes", mas as "regulares" e "ruins". Operação subversiva de inclusão das falhas, o que abriu caminho para o possível da clínica.

Ao entrarmos, por meio da "busca ativa", isto é, em contato com as pessoas que preenchem os formulários, para nossa surpresa, elas se surpreendem ao saberem do valor de suas palavras – "vocês leem? – pensei que jogassem fora..." – constituindo esse espaço um dispositivo para que, com sua presença, o analista possa construir a demanda.

O **nível 3** da "Acreditação" destaca também a inovação, as pessoas e a sociedade. Para este item, criamos um projeto PRO-HUM, PRO de programa e HUM de humanização e de singular. A avaliação desse programa se dá por meio do "Espaço para a palavra": seminários, presença em reuniões clínicas e multidisciplinares, publicações etc., devidamente registradas, assinadas pelos participantes e contabilizadas em protocolos.

Durante a primeira auditoria, aconteceram alguns fatos interessantes e importantes que gostaria de registrar: alguns profissionais que realizam as auditorias nos diversos setores, ao escutar sobre as atividades da Clínica de Psicologia e Psicanálise, interessaram-se pela clínica e prática de humanização e inclusão de familiares, irmãos e avós nas UTIs.

A contingência, pela presença dos casos clínicos, permitiu que algo de uma transmissão acontecesse; a auditoria, interessada, quis saber mais sobre o serviço da psicologia e sua avaliação na instituição, incluindo o sujeito além dos itens mensuráveis.

Concluindo...

Retomando a questão sobre a presença do psicanalista e o sujeito da psicanálise no hospital, lembramos que o sujeito não é o indivíduo, a pessoa ou o sujeito consciente da filosofia. Lacan, em vários momentos de sua obra, explora o que significa ser um sujeito, como alguém se torna um sujeito...

A definição de sujeito, reiterada numerosas vezes por Lacan, de que "o sujeito é aquilo que um significante representa para outro significante", localiza um momento de seu ensino, e sua teoria do sujeito evolui bastante no curso de sua obra: sujeito da enunciação, sujeito dividido...

Gostaria de assinalar, neste percurso de Lacan, dois momentos aparentemente contraditórios, que me interessam por responder à questão proposta sobre o sujeito, instrumentalizando o analista em sua prática: "o sujeito nunca é mais do que suposto" (Lacan, 1975/2007) e "sempre se é responsável pela posição de sujeito" (Lacan, 1966/l998, p. 873).

O sujeito que nunca é mais do que suposto sustenta a presença do analista meio "sem lugar" na instituição, o sujeito não é mais do que uma suposição do analista. Porém é uma suposição necessária para uma construção e para que a experiência analítica possa ser explicada. Suposição e aposta.

O sujeito do inconsciente manifesta-se como uma irrupção transitória, aparece apenas como pulsação, um impulso ou interrupção ocasional que imediatamente se desvanece ou se apaga, "expressando-se", dessa maneira, por meio da articulação significante. O sujeito é transitório... O analista testemunha fatos que seriam somente fatos, falhas de memória ou erros. Para que o inconsciente seja lido nessas manifestações, é necessária uma posição ética que supõe ali a presença do sujeito, pois o inconsciente é ético e não ôntico.

E agora destaco o aspecto fundamental da segunda formulação de Lacan, acima mencionada, sobre o sujeito. A auditoria é consequência do discurso da ciência que exclui o sujeito em favor dos protocolos, na tentativa de evitar as falhas e os erros, e embora ele seja evanescente como as interrupções chamadas de atos falhos ou lapsos de língua, ele é uma interrupção e, também, o ato de assumir isso uma aceitação de responsabilidade por aquilo que irrompe. "Por nossa posição de sujeito, sempre somos responsáveis". (Lacan, 1966/1998, p. 873).

Finalmente, retornando à pergunta:

– Como é esta questão da escuta do sujeito em uma instituição em que ele não está "isolado" das situações, regras, protocolos e demandas diversas e imperativas que surgem?

Aquela questão que surgiu e fez com que o analista soubesse ficar presente e teve efeito na demanda é esquecida... Aquele movimento, no dia seguinte, não existe mais... No entanto, sabemos que outra demanda surge – alguém procura um psicanalista, aquele caso exige sua presença - sem que nem saibam por quê...

– E não podendo deixar de pensar no por que o analista sustenta uma presença e o mal-estar do sem-lugar nesta práxis... Por ora, fico com uma resposta: o psicanalista precisa do efeito da ética do seu discurso, para que ele, analista, possa existir.

REFERÊNCIAS BIBLIOGRÁFICAS

1. Freud, S. (1914-1916) A história do movimento psicanalítico. In: Edição standard brasileira das obras psicológicas completas de Sigmund Freud. Rio de Janeiro: Imago, 1974.p.57. V.XIV.
2. Freymann, J. R.(2011) Clinique de la déshumanisation. Paris: Editions Arcanes Érès.
3. Lacan, J. (1966) A ciência e a verdade. In: Escritos. Rio de Janeiro: Jorge Zahar Editor, 1998.

4. Lacan, J. (1963-1964) O seminário, livro 11: os conceitos fundamentais da psicanálise. Rio de Janeiro: Jorge Zahar Editor, 1985.

5. Lacan, J. (1953) Função e campo da fala e da linguagem. In: Escritos. Rio de Janeiro: Jorge Zahar Editor, 1998. p. 322.

6. Lacan, J. (1959-1960) O seminário, livro 7, a ética da psicanálise. Rio de Janeiro: Jorge Zahar Editor, 1997.

7. Lacan, J. (1975) Seminário, livro XXIII, o sinthoma. Rio de Janeiro: Jorge Zahar Editor, 2007.

8. Laurent, E. (2007) A sociedade do sintoma. A psicanálise hoje. Rio de Janeiro: Contra capa.

9. Machado Pinto, J. (2013) Prefácio. In: Moura, Marisa Decat (org). Oncologia. Clínica do limite terapêutico? (Psicanálise & Medicina). Belo Horizonte: Artesã. pp.11-21.

10. Roudinesco, E. (2010) Em defesa da psicanálise, ensaios e entrevistas. Rio Janeiro: Jorge Zahar Editor.

11. Schaefer, Alain. (2008) Preface. Revue Analuein, n. 11, juin 2008.

12. Soler, Colette. (1997) Coletânea de textos. Escola Brasileira de Psicanálise, Seminário Internacional: Salvador, novembro de 1997.

12 CAPÍTULO

Simone Borges de Carvalho
Luis Flávio Silva Couto

O Psicanalista no Hospital Geral: Como Articular Suas Possíveis Funções a Teoria Lacaniana dos Discursos?

Introdução

As mudanças do mundo contemporâneo possibilitam, com os avanços das ciências e das tecnologias, novas ofertas aos indivíduos, prometendo um estado de completude e satisfação que atenderiam ao imperativo da felicidade e do imediatismo.

O hospital geral torna-se paradigmático deste contexto, uma vez que utiliza dos recursos da alta tecnologia em prol da vida. A ciência tem a sua própria forma de funcionamento, trazendo benefícios incontestáveis àqueles que dela necessitam. O objetivo deste trabalho é questionar de que modo se dá a atuação do psicanalista neste contexto, no qual a ciência oferece respostas, ou promete oferecê-las quando ainda não as tem.

A clínica no hospital geral aponta para a exigência, por parte do psicanalista, da formação e da formalização de sua práxis, uma vez que, neste contexto, a ele pode ser demandado ocupar um lugar de respostas, tal como a ciência o faz. É necessário lembrar que a medicina e a psicanálise constituem saberes que se organizam, se estruturam e funcionam de formas diferentes, não sendo possível estabelecer uma coincidência entre aquilo a que visa cada um desses saberes. Desta disjunção entre o saber da medicina e o saber da ciência, depura-se um "mal-entendido radical" entre o que o médico demanda e o que o analista propõe. Pode-se localizar nas demandas da equipe multidisciplinar uma tentativa de que o saber do psicanalista se some ao saber técnico/científico, produzindo uma espécie de perfeição (Guerin, 1982, p. 6). Entretanto, o psicanalista não fornece respostas nem resoluções para completar o saber científico. O que o trabalho psicanalítico possibilita é que ele sustente uma questão para que cada um, de seu modo singular, construa uma resposta ao mal-estar.

Se, por um lado, a ciência busca cada vez mais deslocar os limites do possível como forma de expulsar o impossível de seu horizonte, por outro, a psicanálise faz um movimento diverso, ao se oferecer para incluir o impossível, abrindo, dessa forma, o campo para os mais diversos questionamentos. Dito de outro modo, os impasses e os incômodos que o saber da ciência tende a eliminar são bem-vindos ao psicanalista.

É neste ponto de disjunção que o psicanalista pode se inserir. Quando algo escapa ao que pode ser apreendido pelo campo da ciência, o psicanalista é convocado a intervir. Neste ponto, pode-se dizer que se cria um intervalo entre o que a ciência busca produzir como resposta às suas intervenções e o que obtém como resultado.

Como afirma Lucíola F. Macêdo,

> Foi por causa dessa brecha, para não dizer abismo cavado entre o procedimento proposto, o efeito esperado e o efeito produzido, que algo do registro da demanda pode ser introduzido por um breve espaço de tempo, aquele da permanência de um psicanalista em um dos programas da instituição (Macêdo, 2006, p. 53).

Pode-se compreender, portanto, que é por haver um descompasso, um desacordo entre médico, paciente e psicanalista sobre o sentido a ser dado ao traumatismo, que se busca um saber sobre a subjetividade sobre a qual um psicanalista é chamado a intervir. É a partir de uma "brecha" que se pode criar uma demanda direcionada ao psicanalista.

Sendo o discurso da ciência hegemônico no contexto hospitalar, a busca por respostas rápidas mostra-se frequente. Entretanto, é importante considerar que, a partir do conceito de sujeito do inconsciente, a psicanálise nos permite escutar, na demanda, algo que aponta para o desejo. Lacan, em seu artigo *O lugar da psicanálise na medicina* (1966/2001, p. 10), mostra que a demanda não corresponde ao desejo e, por vezes, demanda e desejo são diametralmente opostos. A clínica nos dá testemunho dessa afirmação de Lacan, segundo a qual um paciente que demanda a cura pode desejar preservar o seu lugar de doente.

Assim, se o discurso da ciência pode fazer obstáculo à palavra, à singularidade do sujeito, uma vez que é exatamente este ponto que ele necessita excluir em prol de seu bom funcionamento, uma das funções do psicanalista será a de autorizar essa subjetividade, abrindo um espaço para a palavra daquele que sofre.

É importante considerar que o lugar de analista não é previamente estabelecido, mas um lugar possível, e isto quando se opera com uma escuta específica. Trata-se de um lugar a ser alcançado como efeito desta escuta. Portanto, um lugar evanescente e não permanente. A possibilidade de se alcançar este lugar mostra-se diretamente articulada aos modos de resposta do psicanalista às diversas demandas a ele dirigidas.

Propõe-se, portanto, buscar uma fundamentação teórica sobre como pode o psicanalista responder a tais demandas. Lacan, em *A direção do tratamento e os princípios de seu poder,* estabelece três pontos dos quais se pode partir, e que podem ser considerados fundamentais para o trabalho analítico: política, estratégia e tática. A política, ponto onde o analista é menos livre, está relacionada à ética da psicanálise; é o que "domina a estratégia e a tática", e onde o analista "faria melhor situando-se em sua falta-a-ser do que em seu ser" (Lacan, 1953/1998, p. 596). Este é o preço que o analista paga, e ele o paga com seu ser. A estratégia, relacionada com a transferência, corresponde ao suporte da clínica; é a partir da transferência que a clínica psicanalítica se faz possível. O terceiro ponto, a tática, refere-se aos modos de intervenção do psicanalista. Este ponto nos permite compreender a expressão lacaniana "reinventar a psicanálise", a psicanálise como arte para a possibilidade de avançar em direção ao além da técnica. Técnica aqui compreendida como um conjunto de procedimentos, regras, normas e protocolos – invariáveis e utilizáveis em diversas situações – que têm como objetivo a obtenção de um determinado resultado. É, portanto, no campo da tática, que o psicanalista pode reinventar a psicanálise, *fazer arte*.

Presença do psicanalista no hospital geral – possibilidade de fazer girar os discursos?

A teoria lacaniana dos discursos permite uma leitura para as intervenções do psicanalista na clínica, seja no *setting clássico* ou nos atendimentos fora dos limites do consultório, como no hospital.

Lacan (1969), no Seminário 17 *O Avesso da Psicanálise,* ordena o laço social a partir de quatro formas discursivas, quatro formas de estabelecer o vínculo social. A estrutura discursiva supõe quatro lugares: *agente, outro, produção* e *verdade.* O *agente* intervém no campo do *outro* possibilitando, como efeito dessa intervenção, uma *produção* (ou perda). O quarto lugar é o da *verdade,* à qual o campo do *agente* que se situa superposto (Figura 12.1).

Dois campos podem ser destacados aqui: o do sujeito e o do outro. No campo do sujeito, tem-se o lugar do *agente* como lugar de desejo que impulsiona a representação, articulado ao lugar da *verdade,* para a qual Lacan dá um estatuto de semidizer, considerando-a inseparável dos efeitos de linguagem: "Nenhuma verdade pode ser localizada a não ser no campo onde ela se enuncia – onde se enuncia como pode" (Lacan,

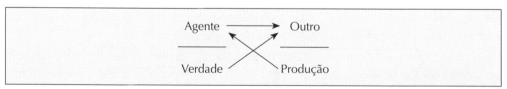

Figura 12.1: *Estrutura discursiva proposta por Lacan.*

1969-1970/1992, p. 59). É nessa concepção de verdade que o inconsciente pode ser introduzido. No campo do outro, tem-se o lugar do trabalho no discurso, articulado a uma *produção* que sempre inclui uma perda considerada como produto do discurso.

Na sequência, Lacan define quatro termos. Estes termos são aqueles já encontrados no Discurso do inconsciente, também chamado por Lacan, de Discurso do Mestre (Leite, 1993/2015). Nele, há a fórmula da definição estrutural do sujeito do inconsciente, ou seja, um significante – S_1 – representa o sujeito – $\$$ – a outro significante – S_2 – e, o – *a* –, enquanto resto, perda nesta relação. Conforme a definição lacaniana, é no instante no qual o discurso do sujeito do inconsciente $ intervém na cadeia significante $S_1 - S_2$ que surge o sujeito dividido, $\$$ enquanto hiato, enquanto furo no discurso. Na articulação S_1 → S_2, algo é produzido como perda, sendo designado como o *objeto* α, remetendo-se, assim, ao que é perdido quando da entrada do significante no gozo primário do *infans*. A ordenação desses termos gera as quatro formas dicursivas, sendo o Discurso do Mestre o primeiro a ser trabalhado por Lacan. A ele correspondem os termos tomados na seguinte ordem: S_1, S_2, α, $\$$. Os demais discursos são formados a partir dele, por meio de um movimento de um quarto de volta (Figura 12.2),

No Seminário 17, Lacan toma o discurso do mestre como ponto de partida. O mestre (S_1), enquanto ocupa o lugar de agente, busca instalar a lei e dirige-se a um outro (S_2) que responde como o escravo, detendo o saber e colocando-se a trabalho. A produção deste discurso é o *objeto* α que, neste lugar, representa o mais-de gozar. É importante observar que a verdade que sustenta o mestre, mas que permanece velada, é a divisão do sujeito ($\$$) que aponta a castração do mestre.

Sabe-se que, no contexto hospitalar, o discurso da ciência é hegemônico. Não se propõe neste trabalho entrar em detalhes sobre questões do discurso da ciência, considerado, por alguns autores, como o sexto discurso (o quinto seria o discurso capitalista), embora ele mesmo afirme em *O Saber do psicanalista* ser o discurso da histérica: "Não falemos do discurso histérico, é o próprio discurso da ciência. É muito importante conhecê-lo para fazer pequenos prognósticos. Isso não diminui em nada os méritos do

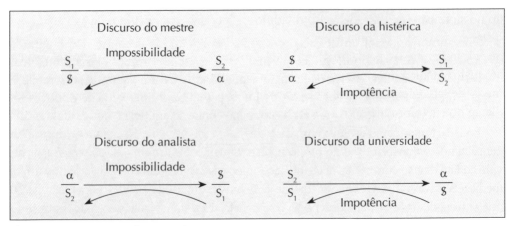

Figura 12.2: *Os quatro discursos lacanianos.*

O Psicanalista no Hospital Geral: Como Articular Suas
Possíveis Funções a Teoria Lacaniana dos Discursos?

discurso científico" (Lacan, 1971, s/p). O objetivo deste trabalho, entretanto, não é o de aprofundar essa discussão, mas investigar como as posições discursivas podem ou não circular em um contexto no qual o discurso científico mostra-se predominante.

Ora, como o discurso do mestre evidencia o funcionamento da sugestão, opera pela sugestão, é assim que ele pode ser considerado como o avesso do discurso da psicanálise, que opera pela transferência. Como nos indica Marco Antonio Coutinho Jorge, o discurso da psicanálise opera pela transferência que tem como pivô o sujeito suposto saber e, a sugestão, por meio do saber que oblitera a transferência.

> Pois se o inconsciente é um saber e a transferência, a atualização da realidade do inconsciente, a transferência é, essencialmente, transferência do saber inconsciente. Operando pelo saber, a sugestão impede a transferência do saber inconsciente (Jorge, 2002, p. 30).

Assim, pode-se compreender que os profissionais de saúde estão, eles próprios, submetidos a um modo de funcionamento do discurso da ciência que, por vezes, apresenta-se ora como o discurso do mestre, ora pelo discurso da universidade.

O discurso médico, como mostra Clavreul (1983), instaura uma ordem do organismo. Ao médico, como representante desse discurso, cabe fazer valer a consagração terapêutica com o objetivo de sarar, curar. Assim, ele vai ser identificado ao discurso do mestre ou agenciando um discurso da universidade. Por um lado, no lugar de mestre, o médico é aquele que determina o que deve ser feito, o agente do discurso. O paciente, aquele que deve obedecer, trabalhar e, com seu trabalho, reforçar a função do senhor absoluto. Por outro, enquanto funcionando como agente do discurso universitário é o saber que se coloca no lugar de agente. Os protocolos médicos e a medicina baseada em evidências são testemunhas desse modo de funcionamento. O Saber em posição de agente do discurso se dirige ao *objeto* α e é sustentado pelo mestre. O comando desse discurso se traduz no imperativo *continue a saber.* De acordo com Lacan, o discurso universitário se traduz em um prolongamento do discurso do mestre, mas do mestre em sua versão moderna.

O discurso da histérica revela a impotência do saber para dar conta do gozo incluído no sintoma. Trata-se do sujeito dividido em posição de comando, de agente, que se dirige a um mestre do qual espera a produção de um saber sobre o seu desejo. Sujeito que elege um mestre para, em seguida, destituí-lo. Considerando que o saber científico, ao qual o médico deve se apoiar, não visa ao campo da subjetividade desvelado neste modo de laço social, a posição histérica se revela quando o médico se vê embaraçado diante do efeito produzido no paciente.

Pode-se tomar como exemplo um caso clínico. Marli, paciente portadora de doença hepática, tendo o transplante como proposta de tratamento, é encaminhada ao psicanalista devido ao fato de não cumprir as determinações médicas relativas à dieta alimentar e ao uso de medicações. Na conversa com o médico, este se mostra angustiado, e informa ao psicanalista que se trata de uma paciente que poderia se beneficar do transplante de fígado. Entretanto, ela apresenta um comportamento que tornava o transplante contraindicado.

Se o saber científico, os protocolos médicos, a medicina baseada em evidência, busca estabelecer relações entre sinais, sintomas, doença e tratamento, não admite no interior de sua linguagem nenhum significado particular ou ocasional. Ou seja, é justamente a dimensão da subjetividade que está excluída desse modo de funcionamento. Se o discurso do mestre visa a uma determinação integral do outro, sabe-se que, desta relação, algo escapa, resta, perde-se. Ou seja, alguma coisa permanece fora da possibilidade de ser apreendido pelo discurso médico. É no momento em que isso surge que o médico se vê embaraçado, encontrando-se diante de algo que não é passível de apreensão pelo discurso do qual é representante, da medicina, da ciência. O comportamento de Marli causa este embaraço na equipe, que não pode compreender o que se passa.

É justamente a este resto impossível de ser apreendido por esta forma de ordenação que a psicanálise visa, possibilitando resgatar o sujeito que é excluído dessa forma de funcionamento discursivo. Marli, ao conseguir expressar ao psicanalista a sua recusa ao transplante, revela o modo particular e singular que o tratamento proposto tocava-a: "Nasci com os meus órgãos e quero morrer com eles". Isso mostra uma disjunção da forma como o corpo é tomado pelo saber científico e pelo sujeito. Entretanto, é ao revelar sua recusa e ser acolhida, que Marli pode apresentar uma mudança em sua posição subjetiva. Pode-se pensar que essa mudança revela um giro discursivo. O psicanalista, ao recusar o lugar de mestria – seja no discurso do mestre, seja no discurso universitário – não afirmando um conhecimento ao qual ela deveria seguir, nem ensinando como ela deveria proceder, possibilita um movimento. Ao sustentar uma não resposta, é ela quem precisa construir a sua própria resposta, seu saber. Nos atendimentos que se seguiram, ela decide pelo transplante e cria uma solução particular para seu conflito. Recorre ao significante "filho" para se referir ao órgão que receberia, significante este, presente em sua história de vida, que assume um valor capaz de apaziguar seu conflito.

O Caso Clínico de *Júlia*, também nos pode servir de referência. Júlia acompanhava assiduamente a internação de seu marido no CTI. Entretanto, ela se mostrava incomodada com questões referentes ao funcionamento da unidade, expressando seu incomodo por meio de suas atitudes. Júlia solicita a presença do psicananalista, mas o dispensa justificando que não seria aquele o momento apropriado para falar de suas questões e de situações que a chateavam. A partir dessa demanda, e escutando que "agora não é o momento de falar", o analista se faz presente, apostando na construção de um vínculo transferencial. Em outro momento, a demanda de Júlia é a de conversar com a coordenação. Mas, recusa novamente quando esse espaço para falar lhe é oferecido: "Agora quero ficar com ele (o marido), o que tenho para falar é importante, mas não precisa ser agora!". Diante disso, o analista pergunta pelo paciente e Júlia fala, fala dele e fala dela em meio a suas queixas. O analista intervém, questionando o que poderia ser importante para o paciente durante aquela internação. A tática é oferecer sua presença, abrindo espaço para a palavra, para Júlia falar sobre seu marido já que "se recusava" a falar dela naquele momento.

As queixas de Júlia desvelam a ambiguidade existente no CTI. Revelam que avanços tecnológicos e científicos têm os seus limites, revelam a fragilidade da vida. Em um primeiro momento, assumindo um discurso da universidade, a equipe multidisciplinar oferece respostas às suas queixas: explicam os protocolos, as preconizações da OMS (Oraganização Mundial de Saúde) e o funcionamento da unidade. Respostas de um saber prévio – S_2 – que se mostram ineficazes para aplacar a sua angústia. Nesse caso, poder escutar Júlia, tanto separadamente quanto junto aos coordenadores da unidade, em uma posição diferente daquela de um S_2 no lugar de agente, possibilitou que o mal--estar fosse formulado em termos de uma demanda.

Acolher as queixas de Júlia, e não insistir em explicações técnicas sobre as condições clínicas de seu marido, possibilitaram que ela falasse sobre sua angústia relativa à finitude humana e à possibilidade da morte. O efeito foi que ela procurou novamente o coordenador da unidade, mas desta vez para falar de sua satisfação diante das mudanças ocorridas. Agora, já podia reconhecer os limites e as possibilidades de falhas. Nas palavras de Júlia, "o importante é que fui escutada; antes queriam me convencer que eu era louca, que o que estava vendo não estava acontecendo".

É importante marcar que a demanda ao psicanalista pode ser a de que ele ocupe um lugar de saber ou de mestria. Ele até pode ocupar estes lugares em alguns momentos, tendo consciência de que não vai encarnar este lugar, mas vai fazer um semblante de forma a operar a favor de que um giro discursivo aconteça. No caso de Júlia, entretanto, o analista preferiu fazer semblante de objeto *a, sustentando o* discurso do analistas. Isso a fez sentir--se escutada e acolhida pelo psicanalista, o que fez com que mudasse, inclusive, a posição crítica que mantinha em relação à equipe. Sentir-se escutada possibilitou-lhe receber de forma menos defensiva as informações que a equipe técnica lhe passava, permitindo-lhe construir uma outra relação com as suas próprias demandas que eram impossíveis de atender. Em outras palavras, aceitou que o limite fosse incluído na situação que vivenciava.

Esta situação permitiu ao analista exercer uma outra função, que foi a de transmitir à equipe que, com suas queixas, Júlia falava de um mal-estar outro, de suas próprias impossibilidades de lidar com os limites descobertos com a internação de seu marido. Não se tratava de uma crítica à equipe ou de qualquer coisa semelhante. Frente a uma ou outra dúvida, o analista foi taxativo. Assumindo uma posição de maestria, disse: As queixas de Júlia não são direcionadas à equipe, mas expressam sentimentos de uma esposa muito angustiada com a proximidade da morte de seu marido. E isto foi compreendido, servindo, inclusive, para acalmar a equipe, que se tornou mais receptiva aos comentários da esposa do paciente.

Pode-se aqui perceber a diferença dos discursos. Na medida em que o analista sabe, perfeitamente, tratar-se de semblantes, ele pôde bancar o objeto causa de desejo para que neste objeto fossem colocadas as angústias de Júlia, como soube intervir com a equipe cortando pela raiz um mal-estar que estava começando a desbordar instâncias além do CTI, como, por exemplo, a coordenação.

Ou seja, se o discurso do mestre mostrou-se unívoco em estancar uma possível situação de crise entre equipe e familiar, por outro lado, o discurso do analista afirmou a não univocidade do sujeito possibilitando a revelação de uma divisão subjetiva. O manejo dos semblantes do psicanalista foi, nesse caso, fundamental: apresentou à equipe a divisão subjetiva de Júlia, e, para ela, justamente o que a ciência ou o saber médico buscam manter oculto: a subjetividade.

Este caso clínico possibilita pensar que a função de um psicanalista no hospital geral, ou em uma instituição, vai além do atendimento clínico ao paciente. No contexto de uma instituição, o psicanalista deve considerar a rede de relações ali existente. Muitas vezes, o efeito de seu trabalho advém da transmissão à equipe da singularidade de um caso clínico. Singularidade no sentido estrutural, o que não implica expor questões particulares do paciente. Outras vezes, do acolhimento às angústias da equipe ou dos familiares.

Para o psicanalista, é importante observar o lugar que lhe é demandado a ocupar, pois frequentemente ele é convocado a ocupar o lugar de poder, de saber: o poder de completar, de algum modo, o saber científico. Deste lugar, ele pode fazer semblante visando manejar a demanda a ele endereçada. Mas ele pouco poderá contribuir se encarnar esse lugar de maneira desavisada. Pois é preciso que ele saiba sustentar o manejo adequado dos semblantes para possibilitar que, na palavra do outro, este possa construir suas próprias respostas. Lacan nos faz lembrar a recomendação de Freud para que cada novo caso seja abordado como se fosse o primeiro, o que não "autoriza o psicanalista, de modo algum, a se dar por satisfeito com saber que nada sabe, pois o que se trata é do que ele tem de saber" (Lacan, 1967/2003, p. 254).

REFERÊNCIAS BIBLIOGRÁFICAS

1. Clavreul, Jean. (1983) A ordem médica. São Paulo: Brasiliense. 275p.
2. Guérin, Guite. (1982) Prefácio ao livro de Raimbault, Ginette. Clinique du réel. Paris: Éditions du Seuil. p. 5-17.
3. Jorge, Marco Antonio Coutinho. (2002) Discurso e liame social: apontamentos sobre a teoria lacaniana dos quatro discursos. In: Rinaldi, Doris; Jorge, Marco Antonio Coutinho (Org.). Saber, verdade e gozo: leituras de O Seminário, livro 17, de Jacques Lacan. Rio de Janeiro: Rios Ambiciosos. 257p.
4. Lacan, Jacques (1967). Proposição de 9 de outubro de 1967. Outros escritos. Rio de Janeiro: Jorge Zahar, 2003. p. 248-264.
5. Lacan, Jacques. (1969-1970). O seminário, livro 17: o avesso da psicanálise. Rio de Janeiro: Jorge Zahar, 1992. 209p.
6. Lacan, Jacques. (1971). El saber del psicoanalista – classe de 2 de dezembro de 1971. O seminário, livro 19: O pior. In: Ediciones electronicas, 2012.
7. Lacan, Jacques. (1966). O lugar da psicanálise na medicina. Opção Lacaniana. São Paulo: Edições Eólia, n. 32, p. 08-14, dez.. 2001.
8. Lacan, Jacques (1953). A direção do tratamento e os princípios de seu poder. Escritos. Rio de Janeiro: Jorge Zahar, 1998, p. 591-652.
9. Leite, Marcio Peter. (1993). O Mestre e a Histérica Saber: meio de gozo e os discursos. Disponível em: http://www.marciopeter.com.br/ links/ensino/ avesso/ 01 o_mestre_e_a_histerica.pdf. Acesso em: 22 de março de 2015.
10. Macêdo, Lucíola F. de. A biopolítica como política da angústia. Opção Lacaniana, São Paulo, Edições Eólia, n. 45, p. 53-58, maio 2006.

13
CAPÍTULO

Juliana dos Santos Batista
Simone Kelly Niklis Guidugli

Transferência na *"Sala de Transferência"*: O Encontro entre o Enlutado, o Analista e o Corpo

> "...dar sentido a dor do outro significa para o psicanalista, afinar-se com a dor, tentar vibrar com ela, e nesse estado de ressonância, esperar que o tempo e as palavras se gastem. Com o paciente transformado nessa dor, o analista age como um bailarino que, diante do tropeço da parceira, a segura, evita que ela caia e sem perder o passo, leva o casal a reencontrar um ritmo inicial. Dar sentido a uma dor insondável é finalmente construir para ela um lugar no seio da transferência, onde ela poderá ser domada, pranteada e gasta com lágrimas e palavras" Nasio, 1997 pg. 17.

Este capítulo nasce a partir das experiências no hospital acompanhando familiares após a morte do paciente. Nossa realidade de acompanhamento pós-óbito nos coloca diante da necessidade, em diversos momentos, de acompanhar o familiar no local onde o corpo fica à espera da remoção do serviço funerário, local esse "batizado" pela instituição, de "sala de transferência para o velório", mas chamado por todos apenas de *"sala de transferência"*. A psicanálise não deixaria passar despercebida tal nomenclatura significativa, uma vez que o nome destinado a este espaço físico é também o nome de uma de suas ferramentas de trabalho mais importante, portanto, a ideia desta construção literária abarca as reflexões sobre o momento de perda e seus impactos, as possibilidades de atuação do analista e a relação transferencial na *sala de transferência*.

Para isso, nos ateremos inicialmente ao adoecimento e à morte no hospital, bem como o lugar de tabu que ainda cerca este momento e as repercussões envolvidas no encontro do sujeito com o corpo morto. Posteriormente focaremos no conceito de transferência e a atuação na crise, articulando os pontos discutidos com a prática, através da costura com fragmentos clínicos cujo cenário é a própria *sala de transferência*.

Adoecimento e morte: o sujeito lançado à vulnerabilidade

O adoecimento é uma das vias pela qual a morte se apresenta ao ser humano e embora os avanços tecnológicos consigam prorrogar o momento final, o ambiente hospitalar, é um espaço de intensas vivências de perda.

Após a Primeira Guerra Mundial, a relação do homem com a morte se transforma e ela se desloca da casa, onde sempre viveu o doente, onde estavam suas raízes, suas lembranças, seus familiares e seus pertences, para um espaço de anonimato, para um ambiente frio, vazio, desconhecido, a solidão do quarto do hospital, passa-se cada vez mais a morrer sozinho, invadido – (grifo nosso) - e entre desconhecidos no leito hospitalar (Corrêa, 2008).

A morte, que anteriormente mostrava sua face sem máscara, vai perdendo sua liberdade entre os homens e passa a ser um acontecimento destinado aos adultos, onde as crianças precisam ser poupadas, o tempo para vivê-la e às suas necessidades passa a ser escasso. A morte se inverte com o passar dos séculos e vai mostrando a cada dia o seu caráter interdito (Ariès, 2014). Entretanto, trata-se de uma mudança que traduz uma resposta ao traumatismo sofrido pelos que ficam e não a uma indiferença frente à morte, ou seja, uma espécie de defesa do sujeito, que se afasta inconscientemente de imagens e recordações ligadas à dor da perda (Corrêa, 2008).

Do mesmo modo que a relação do homem com a morte se altera, sua relação com o corpo morto também. O corpo, ainda cercado pelo tabu, foi durante muito tempo envolto por mistérios e crenças, sendo que um dos objetivos do tabu em relação aos mortos seria a precaução contra os possíveis perigos decorrentes do manuseio ou contato com cadáveres (Freud, 1913/2006e).

Ao tratar da temática do tabu, Freud (1913/2006e) refere que o mesmo se desenvolve apoiado em uma atitude emocional ambivalente, no contraste existente entre o sofrimento consciente e a satisfação inconsciente pela morte. Neste sentido, o contato com a morte e com o corpo morto poderá representar um inominável desconforto.

No ambiente hospitalar é comum a presença de tal ambivalência, que pode ocorrer não apenas por sentimentos hostis dirigidos ao morto, mas também em situações em que o sofrimento prolongado poderá suscitar imenso alívio e satisfação. Como é o caso de Dona

Transferência na *"Sala de Transferência"*: O Encontro entre o Enlutado, o Analista e o Corpo

Gisele[1], que acompanhava seu marido no hospital há quatro meses e cuidava há anos de seu tratamento, privando-se de qualquer autocuidado. Durante o período subsequente a notícia da morte lutava para disfarçar o seu alívio perante os demais familiares, utilizando-se de frases prontas e esvaziadas de afeto para explicitar certa indignação, enquanto segurava sua euforia de pensar que finalmente poderia voltar para casa e cuidar de si.

Encontramos tal ambivalência também em Tolstói (2009), que ao falar dos colegas de trabalho de Ivan Ilitch após o anúncio de sua morte, destaca:

> Além das considerações suscitadas em cada um por esta morte, sobre transferências e possíveis alterações no serviço, o próprio fato da morte de um conhecido tão próximo despertou como de costume, em cada um que teve dela conhecimento, um sentimento de alegria pelo fato de que morrera um outro e não ele (p. 9).

Assim, a satisfação pela sobrevivência atuará a favor da fantasia onipotente e inconsciente do sujeito perante a morte, porém, não será capaz de livrar-lhe do sofrimento desencadeado pela falta do outro.

Por vezes na *sala de transferência*, diante do contato com o falecido, questionamentos sobre o corpo e suas marcas são direcionados a nós. *"Porque ele fica com o queixo amarrado?"; "O que é essa marca?"; "Ele está machucado, será que sofreu muito?"; "Está vazando um líquido dele, o que é isso?!"*. Sendo necessário estar apto a lidar e a responder tais questionamentos causadores de imensa angústia e estranhamento, bem como, por vezes ter contato com o corpo morto a pedido da família: *"Você pode levantar o lençol?"* Na sala fria que abriga os corpos, as emoções estão em seu limite, a dor psíquica é extrema e segundo Nasio (1997), é uma mistura de esvaziamento do eu e de contração de uma imagem-lembrança, a expressão de um estremecimento de vida.

Entre o tolerável e o intolerável, diante da notícia da perda e do encontro com o corpo, nos deparamos com sujeitos feridos em seu amor, pagando o preço pelo compromisso[2] (Parkes, 1998), uma vez que a dor só existe sobre um fundo de amor e trata-se de um fenômeno misto, que surge no limite entre corpo e psique (Nasio, 1997).

Neste sentido, Freud (1930/2006a, p. 90) sensivelmente já esclarecia: "É que *nunca nos achamos tão indefesos contra o sofrimento como quando amamos, nunca tão desamparadamente infelizes como quando perdemos o nosso objeto amado ou seu amor"*.

A prática mostra-nos que tal fenômeno limítrofe é capaz de causar efeitos físicos e assim, há aquele que não suporta tal situação e a reação de desespero vem em forma de queda, de desmaio, de desmoronamento do corpo, onde precisaremos contar com o suporte de demais membros da equipe.

Pode-se pensar então, que estamos frente a um psiquismo que não sustenta o próprio corpo, diante da visão de um corpo não habitado por um psiquismo, como pude-

---

1 Nome fictício.

2 Parkes (1998) em seus estudos refere que a dor do luto é tanto parte da vida, quanto da alegria de viver. É o preço que se paga pelo amor, o preço do compromisso.

mos presenciar no caso de Antonio[3], pai de João[4], falecido aos oito meses, após quase dois de hospitalização após cirurgia cardíaca, e que, no encontro com o filho, na *sala de transferência*, deitou-se na maca fria juntando-se ao corpo do bebê. Pedia sob prantos que lhe falasse, pois o pai "nunca o deixaria, ficariam juntos para sempre".

Assim, o encontro com o corpo desabitado não passa imune. Uma vez que a presença imaginária do outro é visual, olfativa, tátil e cinestésica (Nasio, 1997), os momentos na *sala de transferência* revestem-se de momentos como o de Alice[5], mãe de um bebê de dois meses, o qual permaneceu hospitalizado desde o nascimento e fez um pedido inusitado após o óbito de seu filho. Deseja ter para si, o creme hidratante que o bebê utilizou durante sua internação no hospital. *"Quero ficar com o cheirinho dele, foi só este que eu conheci"*.

A sala fria e silenciosa, entretanto, coloca à prova o reconhecimento do outro, uma vez que não se acessa mais o cheiro, não há voz, não há o olhar do outro, não é mais possível sentir o seu toque e inauguram-se questionamentos sobre o que todo esse aparato sensorial proporcionava para a criação da própria realidade.

Se por um lado há os que não conseguem ver o corpo após a morte, preferindo manter a integridade da lembrança carregada do outro, outros anseiam por este encontro, apostando que o encontro com o real lhe dará o status de crédulo. *"Eu preciso ver"*; *"Eu posso ver?"*; *"Não credito, posso tocar?"*.

A ida à *sala de transferência* é um momento de: despedida, declarações, agradecimentos, desculpas, culpas, de oferta de conforto espiritual, de acerto de contas, como o da Sra. Maria[6] ao manifestar toda sua indignação diante do corpo do marido morto, dizendo, *"Tá feliz? Viu só o que você fez comigo? Com minha vida? Tá feliz?"*.

E também de despedida do dispositivo – CORPO – indispensável na construção da imagem do outro e da própria identidade. O outro (corpo e psiquismo), que até então se colocava no sujeito como uma fonte de alimento, como o objeto das projeções imaginárias e o ritmo do desejo comum (Nasio, 1997).

Transferência

> *"O conceito de transferência em psicanálise, refere-se ao processo pelo qual os desejos inconscientes se atualizam sobre determinados objetos no quadro de um certo tipo de relação estabelecida com eles e, eminentemente, no quadro da relação analítica".*
> Laplanche e Pontalis, 2001, p. 514.

Kupermann (2008) refere-se à transferência como "o *modus operandi* do processo analítico". A transferência é então como o motor, aquilo que movimenta a análise e pro-

---

3 Nome fictício.

4 Nome fictício.

5 Nome fictício.

6 Nome fictício.

duz o trabalho analítico, sobre a qual o analista precisa manejar de forma hábil e atenta para que o analisando não se paralise diante das resistências que provavelmente surgirão no decurso do processo.

A transferência está presente em todas as nossas relações e, por esse aspecto, ela em nada difere do amor. Afinal quando nos apaixonamos, resumimos neste sentimento uma série de experiências anteriores. Porém na análise pode se revelar como uma via de atualização das motivações inconscientes e onde o analista pode intervir.

O analista analisa a transferência, onde aparecem as resistências e que também podem ser trabalhadas, revelando elementos fundamentais do conflito que originou o recalcamento e o fez retornar como sintoma.

Para Lacan, a transferência se estabelece no direcionamento do sujeito ao Outro (Grande Outro), supondo que ele sabe de algo que o ajudará com seu sintoma. A transferência é a aposta de que deve haver um saber que virá para dar conta dessa falta, do furo presente no sujeito em relação ao Outro. É um investimento afetivo dirigido ao analista pelo saber que supõe que ele tem (Maurano, 2006).

Diante de situações de perda no hospital, muitos familiares, no auge do desespero pela perda sofrida, perguntam-nos: "O que eu faço agora? Como vou viver sem ele(a)?". Situações como estas colocam o analista neste lugar, o de "quem sabe como é", e com este suposto saber possa oferecer algo a mais ao familiar prestes a sucumbir diante a falta do outro.

Conforme nos lembra Kupermann (2008), se para Freud o manejo da transferência deve vir pelo princípio da abstinência[7] e pela interpretação da resistência e do recalcado, para Winnicott,

> O processo psicanalítico não pode ser reduzido a uma técnica-padrão, cabendo a cada analisando, segundo sua singularidade, indicar o 'ritmo' e os 'rumos' a serem seguidos; e a de que, para cada 'categoria' de sofrimento psíquico, o psicanalista é convocado de modo diferenciado (pp. 84-85).

Sendo assim, o psicanalista que se encontra em um cenário tão repleto de emergências emocionais como é o hospital, e mais ainda, na emergência das emergências, como é a morte, diante da demanda de amor daqueles que encontram-se no 'caos' e no 'vazio' – a depender da relação existente até então com o ente morto – deve se precaver de compreender seus próprios anseios e desejos, para que consiga cuidar dos do outro de modo abstinente, mas também singular.

Tarefa difícil ao analista quando o caos envolve a questão da finitude do outro, e por consequência, a sua própria finitude através da morte do outro.

---

7 Freud, em seu artigo Observações sobre o amor transferencial, de 1915, nomeia como abstinência um princípio fundamental no qual se deve permitir que as necessidades e os anseios do paciente nele persistam, a fim de poderem servir de forças que a incitem a trabalhar e efetuar mudanças, sendo o analisa responsável por apaziguá-las por meio de substitutos (Freud, 1915/2006b).

O analista é convocado a estar no lugar de suportar a dor alheia, de dar conta de algo que o paciente – agora se tratando de um familiar ou de familiares e não mais do paciente do hospital – não suporta: a dor, o vazio, a falta. E como se "dá conta" disso? E como se faz com os pedidos diante da morte, tais como "cubra meu bebê porque ele está com frio?" ou "não quero deixar meu pai aqui sozinho", e ainda "posso tirar uma foto dele?". Como pode o analista dar conta dessa demanda transferencial?

A questão é, será que precisa dar conta? Será que conseguiria dar conta? Em nossa prática, invariavelmente nos chega a pergunta, geralmente de outros profissionais, quanto ao fato de *falarmos a estas pessoas o que elas precisam ouvir neste momento, em uma fantástica fantasia* de que, com o nosso conhecimento, podemos ocupar este lugar, o de que tudo sabemos a respeito do outro e com isso, certamente saberíamos o que dizer no momento da dor extrema.

Ocupar este lugar ou acreditar-se capaz de fazê-lo significaria atuar contratransferencialmente[8] de modo a tentar corresponder a uma demanda vinda da relação transferencial, mas que possivelmente seria uma demanda do próprio analista diante de sua identificação com o luto alheio.

O grande complicador é encontrar "a medida certa", ou seja, não há espaço para a demanda do analista, mas também não há como não utilizar-se da própria sensibilidade para acolher, ao menos, a dor do outro.

Pedidos para ver o corpo morto e despedir-se dele, por exemplo, recaem sobre a pessoa do analista, com a expectativa de que ele possa não exatamente "dar conta", o que muitos profissionais podem por vezes se confundir, mas sim oferecer o tempo e o espaço, ambos preservados o suficiente, para que a despedida ocorra de modo natural e saudável. Isto quer dizer, estar perto, estar junto, oferecer sua presença e suporte, diante da falta arrebatadora. Bastaria encontrar nesta tarefa o preenchimento para a lacuna "o que posso fazer neste momento?". Não faça quase nada, e ao mesmo tempo, estará fazendo quase tudo!

Entretanto estamos diante de um "quase nada" fundamentado, onde se reconhece as sombras invisíveis da dor do outro e consegue sustentar-se neste lugar de objeto, lugar este, que causa curiosidade e questionamento no profissional de outras áreas, uma vez que este *fala* de outro lugar, enquanto o analista diante da morte muitas vezes, *cala*, justamente para oferecer um lugar.

Podemos exemplificar o exposto acima através das falas cotidianas que permeiam os corredores após uma morte no hospital: *"ele estava sofrendo muito", "Deus sabe o que faz", "você precisa ser forte", "você vai ter outros filhos" ou "você tem outros filhos para cuidar", "tente pensar em outras coisas"*... e por aí vai...ou seja, tentativas desordenadas de confortar o outro através da palavra, quando se está exposto à sua própria finitude.

---

8 Contratransferência é o termo psicanalítico designado ao conjunto das reações inconscientes do analista à pessoa do analisando e, mais particularmente, à transferência deste. (Laplanche & Pontalis, 2001, p. 102).

> Não digam que isso passa, não digam que a vida continua, que o tempo ajuda, que afinal tenho filhos e amigos e um trabalho a fazer - pois tudo isso eu sei. Não me consolem dizendo que ele morreu cedo, mas morreu bem (quem não quereria uma morte como essa?). Não digam que tenho livros a escrever e viagens a realizar. Não digam nada. Pois eu vejo que o sol continua nascendo aqui onde vim lamber minha ferida aberta. Mas não me consolem, da minha dor sei eu (Lya Luft, 2011, p. 41).

Neste sentido, Nasio (1997), brilhantemente nos lembra que as frases supostamente reconfortantes são um apelo ao esquecimento, uma incitação a suprimir pela segunda vez o morto, não mais na realidade, mas no psiquismo. Entretanto, a imagem do ser perdido não deve apagar, e sim dominar até o momento em que, devido o processo de luto, o sujeito consiga fazer com que coexistam o amor pelo desaparecido e pelo novo eleito.

Exemplifica com uma experiência própria diante do encontro com o discurso de perda de um filho trazido por uma paciente:

> Sabia que a dor se irradia para quem escuta, que em um primeiro momento eu tinha apenas que ser aquele que, só por sua presença, mesmo silenciosa, podia dissipar o sofrimento e receber as irradiações. E que essa impregnação aquém das palavras poderia, justamente inspirar-me as palavras adequadas para expressar a dor e acalmá-la enfim (Nasio, 1997, pp. 12-13).

Segundo a proposta winnicottiana, o manejo da transferência encontra-se na possibilidade de o analista adaptar-se suficientemente bem aos modos de subjetivação do analisando, criando um "contexto analítico" (Kupermann, 2008, p.85) adequado. Sendo assim, o psicanalista será convocado de maneiras absolutamente diferentes em cada caso assistido.

A sala de transferência como *setting*

> "De fato, de um ponto de vista da naturalidade dos encontros humanos, nada pode ser mais artificial do que marcar hora, data e combinar pagamento para conversar sobre a vida psíquica! No entanto, nesse ambiente, desenrola-se um drama real, intenso e tenso, em uma relação profundamente humana e de caráter transformador".
> Magliavacca, 2008, p. 223.

Quando pensamos na questão do *setting*, logo nos remetemos às orientações de Freud (1912/2006c; 1913/2006d), aos colegas e futuros colegas psicanalistas, as quais envolvem uma série de regras e combinados, que fazem o analista permanecer atento às possíveis "desobediências" do analisando com a finalidade de compreendê-las e interpretá-las.

O *setting* clínico orientado por Freud nos leva a considerar um contexto com horário e tempo de sessão, ambos rigidamente seguidos, frequência dos encontros, pagamento, a postura do analista que inclui manter-se interessado, vivo e respirando e, dentre outros mais, *"uma sala acolhedora, em um divã com cobertor e água à disposição"* (Hisada, 2002, p. 13).

Inevitável pensarmos então, conforme a proposta deste capítulo, na surpreendente diferença, com necessárias disponibilidade e criatividade do analista, ao se deparar com a *sala de transferência* como *setting* terapêutico.

Como mencionamos, a *sala de transferência* é onde o corpo é colocado à espera do serviço funerário. É nesta sala, onde se sente a frieza da morte, que buscamos auxiliar o familiar no encontro com o corpo de seu ente recém-falecido. Um corpo que necessita ser olhado, tocado, *ajeitado*, para que se mantenha o sujeito que ali existiu. Não há, portanto, regras, padrões, combinados.

Tudo o que nesta sala acontece é da ordem do improviso, ou seja, não se pode esperar nada do familiar que está sendo acompanhado, uma vez que a morte, *esta morte*, *desta pessoa*, é inédita, é única na experiência real e na representação simbólica. Não se sabe como é perder *aquele alguém*. Assim como o psicanalista não sabe como será com aquele familiar até que o encontro de fato aconteça e que ele esteja como mediador deste encontro.

Oliveira (2001, p. 200) ressalta que o "o *setting* pode ser entendido como as condições facilitadoras para que os fenômenos ocorram". A mesma autora complementa afirmando ser o *setting*, "algo internalizado no terapeuta".

Sobre as situações envolvendo mortes, Oliveira (2001, p. 201) menciona que são situações que apresentam "verdadeiros desafios, os quais exigem criatividade e familiaridade do terapeuta com a teoria e a técnica, além da disponibilidade para as diferentes demandas".

Em nossa experiência de atendimentos na *sala de transferência*, muito pouco se pode programar, pois a singularidade de cada sujeito neste contexto, fica ainda mais evidente. A dor da perda, o sofrimento escancarado no momento do encontro com o outro que *foi embora*, traz à tona uma gama de vivências emocionais, *amores e dores*, que nunca poderia ser sabido pelo analista.

É nesta hora que o suposto conhecimento cai por terra, que o *setting padrão* se transforma e a criatividade e a disponibilidade do analista, obviamente calcadas em seu olhar profissional e sensível, entram em cena. Afinal onde há escuta analítica, pode haver psicanálise e esta exige habilidade e conhecimento para que a relação transferencial, seja na tradicionalidade do consultório, seja diante das intempéries de uma emergência no contexto de morte, precisa ser manejada de modo a ser favorável ao próprio analisando.

O acompanhamento pós-óbito no hospital será possivelmente o último encontro com aqueles familiares, com aqueles que o analista acabara de conhecer, em seu mais inóspito momento ou com aqueles com quem foi possível conviver durante toda a luta do paciente.

Tais encontros neste contexto são também transformadores para o analista. Cada enlutado cara a cara com seu morto promove inumeráveis marcas ao redor, marcas que

Transferência na *"Sala de Transferência"*: O Encontro
entre o Enlutado, o Analista e o Corpo

propõe ao analista não apenas uma reflexão sobre a técnica e a teoria, mas também o lança em um universo de mais sensibilidade.

Desta forma, segundo Corrêa (2008, p. 107),

> É somente privado de uma potência que não se tem que o sujeito sairá das sombras do medo e da ignorância provenientes dos tabus e pavores que cercam a simples nomeação da morte. A morte, mesmo continuando a ser para o homem um enigma, irá se transformar em ocasião de iluminação, lhe permitindo com coragem e firmeza sustentar seus desejos humanos, sempre avessos a todo voto de onipotência. **A morte, então, longe de tirar o sentido da vida, torna-se fundamento, causa e convite para valorizar ainda mais a vida no tempo presente (grifo nosso).**

Sendo assim, a dor do familiar, escancarada em nossos olhos, nos exige uma postura empática e de respeito frente o sujeito despedaçado. Os olhos e as mãos do familiar muitas vezes tocam o corpo morto, mas esse *toque* na *sala de transferência* e na presença do analista também pode atuar como um facilitador da transferência.

REFERÊNCIAS BIBLIOGRÁFICAS

1. Ariès, P. (2014). O homem diante da morte (Ribeiro, L., Trad.). São Paulo, SP: Editora Unesp.
2. Corrêa, J.A. (2008). Morte. São Paulo, SP: Ed. Globo.
3. Freud, S. (2006a). O mal-estar na civilização. In Edição standard brasileira das obras psicológicas completas de Sigmund Freud, vol. XXI, pp. 73-148. Rio de Janeiro, RJ: Imago (Trabalho original publicado em 1930).
4. Freud, S. (2006b). Observações sobre o amor transferencial. In Edição standard brasileira das obras psicológicas completas de Sigmund Freud, vol. XII, pp. 175-188. Rio de Janeiro, RJ: Imago (Trabalho original publicado em 1915).
5. Freud, S. (2006c). Recomendações aos médicos que exercem a psicanálise. In Edição standard brasileira das obras psicológicas completas de Sigmund Freud, vol. XII, pp. 123-133. Rio de Janeiro, RJ: Imago (Trabalho original publicado em 1912).
6. Freud, S. (2006d). Sobre o início do tratamento (Novas recomendações sobre a técnica da psicanálise). In Edição standard brasileira das obras psicológicas completas de Sigmund Freud, vol. XII, pp. 137-158. Rio de Janeiro, RJ: Imago (Trabalho original publicado em 1913).
7. Freud, S. (2006e). Totem e Tabu. In Edição standard brasileira das obras psicológicas completas de Sigmund Freud, vol. XIII, pp. 21-163. Rio de Janeiro, RJ: Imago (Trabalho original publicado em 1913).
8. Hisada, S. (2002). Clínica do setting em Winnicott. Rio de Janeiro, RJ: Revinter.
9. Kupermann, D. (dez/ 2008). Presença sensível: a experiência da transferência em Freud, Ferenczi e Winnicott. Jornal de Psicanálise, 41(75): 75- 96.
10. Laplanche, J.; Pontalis, J. (2001). Vocabulário da psicanálise. 4ª ed. (Tamen, P. Trad.). São Paulo, SP: Martins Fontes.
11. LUFT. L. (2011). O lado fatal. Rio de Janeiro: Ed. Record.Magliavacca, E.M. 2008. Breve reflexão sobre o setting. Boletim de Psicologia, 58(129): 219-226.

12. Maurano, Denise. (2006). A transferência: uma viagem rumo ao continente negro. Rio de Janeiro, RJ: Zahar.
13. Nasio, J.-D. (1997). O livro da dor e do amor (Magalhães, L., Trad.). Rio de Janeiro, RJ: Zahar.
14. Oliveira, T.M. (2001). O psicanalista diante da morte: intervenção psicoterapêutica na preparação para a morte e elaboração do luto. São Paulo, SP: Mackenzie.
15. Parkes, C.M. (1998). Luto – Estudos sobre a perda na vida adulta (Bromberg, M.H., Trad.). São Paulo, SP: Summus.
16. Tolstói, L. (2009). A morte de Ivan Ilitch. (2 ed). São Paulo, SP: Editora 34.

14 CAPÍTULO

Glória Heloise Perez
Gislaine Chaves
Sibelle Mendes Piassi Lopes

A Escuta do Corpo: Psicoterapia do Sujeito Somatizante no Contexto Hospitalar

Peculiaridades do sujeito somatizante

O trabalho do psicólogo no contexto hospitalar envolve o atendimento de um paciente com um sintoma no corpo, que está sob investigação diagnóstica ou tratamento médico. Dessa maneira, a relação entre o psíquico e o somático é uma questão que permeia a prática do psicólogo junto a este paciente. É preciso ter claro qual é o conceito sobre esta relação que sustenta este trabalho.

Na década de 1960, um grupo de psicanalistas franceses, liderados por Pierre Marty, estudou os movimentos psíquicos, assim como suas relações nos pacientes com doenças somáticas, investigando as articulações entre os processos psicoafetivos e os processos biológicos. Formularam a Teoria Unitária da Organização Psicossomática e fundaram a Escola Psicossomática de Paris.

Na concepção psicossomática de Marty (1993), o ser humano deve ser concebido como uma unidade psicossomática, com base em uma perspectiva de continuidade evolutiva e funcional entre o orgânico e o psíquico. Portanto, nesta perspectiva existe uma unidade entre psíquico e somático e que funcionam de maneira interdependente. Consequentemente, neste referencial todas as doenças são psicossomáticas, porque sustenta-se no pressuposto de que a unidade psicossomática é uma característica inerente ao ser humano.

Ressalta-se que existe um uso indiscriminado e muitas vezes equivocado dos termos "psicossomático", "somatização", "hipocondria", "histeria" para fazer referência ao paciente com sintoma no plano somático. Geralmente, essas denominações são atribuídas a distúrbios somáticos, onde fenômenos psíquicos expressam-se de forma mais evidente. Cabe uma primeira distinção importante, considerando-se o referencial psicanalítico. O sintoma hipocondríaco e a conversão histérica são sintomas psíquicos que se expressam através do corpo, e têm um aspecto simbólico.

Os termos "sintoma psicossomático", bem como "somatização" são geralmente utilizados, inclusive entre os profissionais de saúde, para os casos onde se pressupõe que o sintoma seja psicogenético ou que haja a influência de aspectos psicológicos naquela expressão sintomática. No entanto, na literatura psicanalítica os termos "sintoma psicossomático", bem como "somatização" são utilizados para fazer referência às doenças orgânicas, em geral. Dessa maneira, no referencial da psicossomática psicanalítica, diferente do sintoma de conversão histérica e do sintoma hipocondríaco, o fenômeno psicossomático não tem um significado. Trata-se de uma disfunção do corpo biológico, em consequência de uma falha da organização pulsional (Ranña, 1997).

Uma outra confusão quanto ao uso do termo deve-se à própria história da teoria psicossomática. Na década de 1930, de acordo com a teoria dos perfis psicossomáticos da Escola de Chicago, apenas algumas doenças eram denominadas psicossomáticas. Para esta teoria, seriam consideradas psicossomáticas as doenças associadas a um determinado perfil psicossomático, que se constituía de alguns traços de caráter e conflitos inconscientes específicos, que predisporiam o indivíduo a uma certa doença somática, entre elas: a hipertensão, a úlcera gástrica, as dermatites, a asma, a artrite reumatoide, a colite ulcerativa, etc.

Na Teoria Unitária de Organização Psicossomática não se faz esta distinção, sendo o sintoma psicossomático uma possibilidade de reorganização, que se estabelece em uma organização psíquica qualquer, nos seus movimentos de adaptação a estímulos desorganizadores internos e/ou externos (Marty, 1993).

Um elemento central na teoria psicossomática de Pierre Marty (1965) é considerar haver uma relação entre a qualidade da vida representativa e a vulnerabilidade à somatização. "Na clínica dos doentes somáticos, conforme os indivíduos e, para alguns deles, conforme o momento, aparecem diferenças marcantes quanto à quantidade e à qualidade das representações" (Marty, 1998, p. 29).

Marty (1998), analisando esta relação, salienta que a emergência e o afluxo das excitações dos instintos e das pulsões dadas pela experiência dos acontecimentos e situações da vida, exigem escoamento ou descarga, para o reequilíbrio psicossomático. A reorganização, diante do desequilíbrio gerado pela vivência de uma situação traumática, o que se faz através da descarga do aumento da excitação pulsional decorrente, pode ocorrer em três planos: no psíquico, no comportamental ou no somático. Assim sendo, o trauma (*afluxo excessivo de excitações, relativamente à tolerância do indivíduo e à sua capacidade de dominar e elaborar psiquicamente estas excitações*) atinge, em primeiro lugar, as estruturas mais evoluídas, as mais recentemente adquiridas durante o desenvolvimento (Marty, 1965) e, portanto o aparelho psíquico deverá, através da elaboração psíquica, neutralizar o efeito traumático. Quando não houver um aparelho psíquico em condições de assimilar o traumatismo, devido a uma vida representativa pobre ou por este trauma ser excessivo e superar a capacidade de elaboração psíquica, o excesso de excitação pulsional pode descarregar-se no plano dos comportamentos (através da ação, por ex. comendo compulsivamente, fumando, agredindo fisicamente...) ou poderá haver um transbordamento para o soma, que resultará em uma somatização (Vieira, 1997).

O elemento que definirá a capacidade do aparelho psíquico em assimilar o traumatismo no plano psíquico é a qualidade da vida representativa, uma vez que é esta que permitirá o trabalho de elaboração psíquica. "[...] quanto mais o pré-consciente de um sujeito mostrar-se rico em representações em permanência ligadas entre si, mais a patologia eventual terá chance de situar-se na vertente mental. Quanto menos o pré-consciente de um sujeito mostrar-se rico em representações, de ligações entre elas, e de sua permanência, mais a patologia eventual corre o risco de situar-se na vertente somática" (Marty, 1993, p. 46).

Dessa maneira, uma vida representativa rica permitirá a simbolização, o processo de elaboração psíquica, a identificação e nomeação dos afetos, a associação de ideias e a organização das defesas. Na vida representativa pobre, os conteúdos conscientes e pré-conscientes são muito próximos da pura percepção, concretos, "pouco aptos a operar com situações emocionais mais complexas, as representações mentais são insuficientes e inadequadas para correlacionar, comparar, ponderar e distribuir as cargas afetivas" (Vieira, 1997, p.18). Nesse caso, o processo de reorganização poderá ter de servir-se das ações para efetivar-se, e se assim também não for suficiente, podem ocorrer as somatizações.

Assim, fica claro a importância da qualidade da vida representativa, ou seja, do aparelho e das funções mentais como reguladores da economia psicossomática. "Partindo desta constatação, Marty define a mentalização como um conjunto de operações de representação e simbolização por meio das quais o aparelho psíquico busca regular as energias instintivas e pulsionais, libidinais e agressivas. Com vistas a esses objetivos, a atividade de fantasia, o sonho e a criatividade se constituem como funções essenciais" (Volich, 2010, p. 203). E, assim, quanto *mais* rica a vida representativa, *menor* a vulnerabilidade à somatização, porque o reequilíbrio psicossomático poderia se dar no plano psíquico.

Na teoria de Pierre Marty, as estruturas de funcionamento mental nas quais a mentalização, ou seja, a capacidade de assimilação mental é mais precária, estão mais sujeitas à somatização, ao adoecimento mais frequente e por doenças graves e/ ou crônicas, ao longo da vida. Isto implica em que, muitos dos pacientes que atendemos no contexto hospitalar, tenham este tipo de organização psíquica, que foi denominada de pensamento operatório e, segundo Volich (2010), se caracteriza por:

- Pobreza de vida de fantasia e vida afetiva;
- Ausência quase absoluta de sonhos, de sintomas neuróticos, de lapsos, de devaneios ou de atividade criativa;
- Aderência extrema ao factual e à realidade material;
- Pouco contato com seus desejos;
- Ausência de reações afetivas diante de perdas e acontecimentos traumatizantes;
- Pensamento ligado aos fatos, tendendo a reduplicar a realidade como um espelho;
- Utilização empobrecida da linguagem;
- Tendência a apresentar, no lugar de manifestações psíquicas ou emocionais, expressões corporais, mímicas faciais, manifestações senso-motoras e dores;
- Relações interpessoais caracterizadas por indiferenciação.

Psicoterapia do sujeito somatizante

A psicoterapia do sujeito somatizante nos coloca uma questão: como é o fazer clínico junto a um sujeito cujo funcionamento psíquico apresenta importantes prejuízos na capacidade de nomear os próprios afetos, pobreza discursiva, e inexistência de manifestações simbólicas, de fantasia, de sonhos? A pobreza da vida simbólica e as dificuldades de se expressar, através do discurso, dificultam muito que se engajem em um processo psicoterápico, pois refletir, pensar sobre suas experiências não lhes é algo natural.

De acordo com Marty (1993), o trabalho clínico com o paciente somatizante deve se iniciar com a investigação do percurso da organização psicossomática, ou seja, não somente de aspectos do funcionamento psíquico, mas também do plano somático, da economia do paciente.

A investigação psicossomática inclui a verificação de como o paciente se encontra organizado psiquicamente, qual seu funcionamento habitual e não habitual na vida íntima e relacional e, a partir daí, como sua doença somática se deu, quais mudanças vieram antes ou concomitantemente a ela, e a que referências da infância as evoluções das doenças somáticas atuais ou passadas podem remeter. Recomenda-se também especial atenção às características da comunicação verbal estabelecida, considerando a forma e a qualidade dos conteúdos expressos através do discurso, e as comunicações não verbais. A análise da expressão corporal acrescenta dados relevantes à investigação psicossomática, já que os sujeitos somatizantes são identificados como aqueles em que muito de sua afetividade e de seus conflitos revela-se através de atividades físicas ou manifestações em sua motricidade (Marty, 1993).

A investigação psicossomática inclui, também, a identificação dos traumatismos ocorridos ao longo da história do paciente, principalmente, aqueles relacionados ao aparecimento das doenças orgânicas no passado e, especialmente, no momento atual. A investigação dos traumatismos revela as situações que mais levaram a falhas na assimi-

A Escuta do Corpo: Psicoterapia do Sujeito Somatizante no Contexto Hospitalar

lação mental, bem como o seu prejuízo presente no aparelhamento psicossomático, seu nível de excitabilidade e mecanismos de defesa (Marty, 1993).

Dadas as características de carência de recursos simbólicos de muitos pacientes somatizantes, a psicoterapia psicossomática consiste em envolver o paciente no processo terapêutico, auxiliando-o no encontro (ou reencontro) com o melhor funcionamento possível de seu aparelho psíquico. O psicólogo atua no sentido de sustentar o pré--consciente enriquecendo-o, revitalizando-o e organizando-o (Volich, 1997).

A psicoterapia com o paciente somatizante baseia-se na qualidade da relação paciente-terapeuta. Muitas vezes, é necessário que o terapeuta adote uma postura mais ativa, em função da pobreza discursiva, das dificuldades do sujeito somatizante de se expressar verbalmente. O modelo "face a face" é indicado, uma vez que favorece a adaptação à dinâmica afetiva de tais pacientes. No entanto, no início do processo, é importante que o psicoterapeuta não promova o incremento de excitações, através de interpretações ou postura demasiadamente enrijecida, haja vista o risco nocivo, que representam, de um desequilíbrio psicossomático e possibilidade de abandono do processo terapêutico. A atuação no modelo «face a face», comumente empregado no hospital, favorece o trabalho clínico junto a este paciente, uma vez que permite ao psicólogo intervir em nível não verbal, "sob forma de expressões, de excitações ou de para-excitações gestuais ou mímicas" (Marty, 1993, p. 58).

Marty (1993) propõe que as intervenções do psicólogo respeitem o ritmo do paciente – atendendo aos objetivos da psicoterapia psicossomática – e possibilitem a criação das condições necessárias para favorecer o amadurecimento do aparelho psíquico do paciente somatizante, ressaltando que, para tanto, uma estratégia terapêutica s ser desempenhada pelo terapeuta é: a «função maternal».

Na díade mãe-bebê, a mãe funciona como «para-excitação», ou seja, modera os estímulos que chegam ao bebê a fim de impedir a sobrecarga em seu mundo interno, uma vez que ele não apresenta ainda capacidade para tal. Nos pacientes somatizantes, compreende-se que pode ter havido uma falha materna no desempenho dessa função e que a tendência à somatização seja consequência do transbordamento para o soma de excessos de estímulos desorganizadores, que o aparelho psíquico não consegue integrar. Portanto, na psicoterapia o terapeuta pode atuar na para-excitação dos estímulos desorganizadores do equilíbrio psicossomático, procurando, por meio dessa relação permeada pelas palavras, favorecer as «primeiras bases de uma proximidade bilateral identificatória» (Marty, 1993, p. 64) e o desenvolvimento de recursos psíquicos para o enfrentamento de tais excessos no plano psíquico, protegendo o soma. De acordo com o autor, o psicólogo no exercício dessa estratégia, atuará de forma empática e identificada, contendo as angústias e balizando a organização psíquica do paciente, devendo exercer tal função até que o paciente dê os primeiros sinais de independência, sobrevindo "da função materna à psicanálise" (Marty, 1978 *apud* Volich, 1997 p. 94).

Aisenstein (2015), caracterizando elementos técnicos da psicoterapia com o paciente somatizante, salienta que há muitas considerações técnicas que precisam ser ponderadas. Frequentemente, não buscam psicoterapia por iniciativa própria, mas são encaminhados por especialistas que "prescrevem" uma psicoterapia. A pobreza da vida simbólica e as dificuldades de se expressar através do discurso, desfavorecem o seu envolvimento em um processo psicoterápico. A tarefa psicoterápica pode ser a de atrair o paciente ao processo de pensamento, com a "arte da conversação". Tal arte consiste no favorecimento da comunicação paciente-psicólogo, instigando o processo de pensamento do paciente, convidando-o a pensar junto, envolvendo-o no processo psicoterapêutico. Trata-se, como aponta a autora, de um tipo de "sedução" (p. 662) cuja finalidade é mostrar ao paciente que todos temos uma história e que vale a pena o esforço de buscar as palavras para contá-la. Tudo deve ser feito para apoiar e estimular o trabalho pré-consciente e, assim, ajudar o paciente a descobrir e partilhar o prazer do funcionamento mental.

É psicoterapia, o atendimento psicológico realizado com o paciente hospitalizado?

Uma discussão frequente na prática da Psicologia Hospitalar: O que se oferece ao paciente pode ser caracterizado como uma psicoterapia? Para que se possa levar tal discussão adiante, se faz necessário, primeiramente, considerar a definição de psicoterapia.

Esta é uma tarefa complexa, uma vez que a literatura a respeito constitui-se de acordo com a abordagem teórica norteadora do processo psicoterápico. Entretanto, há alguns elementos comuns a todas elas: a finalidade terapêutica da relação profissional-paciente, o estabelecimento do enquadre e a utilização de uma técnica pautada por determinada abordagem psicológica (Roth & Fonagy, 2005; Cordioli, 2008).

Roudinesco e Plon (1998) e Kaplan (1998), conceituam a psicoterapia como um método de tratamento psicológico, que tem por objetivo auxiliar as pessoas a lidarem de forma mais saudável com suas dificuldades e sofrimentos, propiciando condições para o enfrentamento de crises, conflitos ou transtornos psíquicos, os quais podem ser vivenciados e manifestados de diferentes formas, tanto no âmbito físico quanto emocional. Braier (1986), afirma que "a psicoterapia pode ter objetivos limitados, que podem colocar-se em termos da superação de sintomas e problemas atuais da realidade do paciente, o que implica antes de tudo, o propósito de que este possa enfrentar mais adequadamente situações conflitivas e recuperar sua capacidade de autodesenvolvimento" (p. 16). Considerando este conceito, podemos afirmar, então, que o que se pratica no hospital é psicoterapia. No entanto, a psicoterapia no contexto hospitalar tem muitas peculiaridades que merecem ser discutidas.

A prática clínica junto ao paciente hospitalizado, se diferencia de todas as outras, a começar pelo próprio ambiente físico no qual se dão os atendimentos. Na maioria das vezes, ele ocorre à beira do leito com o paciente monitorado, rodeado de aparelhos e recebendo medicação endovenosa. Paciente e terapeuta inseridos em um ambiente totalmente voltado ao tratamento médico da doença, por vezes pouco acolhedor, sem privacidade e

A Escuta do Corpo: Psicoterapia do Sujeito Somatizante no Contexto Hospitalar

até barulhento! Além disto, o *setting*, já pouco estruturado, está sujeito a constantes interrupções de profissionais por conta da necessidade de algum procedimento, ou da chegada de visitas. Em grande parte das vezes, o atendimento psicológico se faz em meio a outras pessoas, sejam profissionais da saúde ou outros pacientes, como no caso de enfermarias coletivas, frequentemente lotadas. O que corrobora a desestruturação do *setting* terapêutico diz respeito, também, ao tempo: seja a duração variável (e muitas vezes reduzida) do período das sessões afetadas pela rotina hospitalar em si, seja a duração do próprio tratamento psicológico, haja vista a possibilidade de alta hospitalar acontecer a qualquer tempo, o que acaba por interromper abruptamente o tratamento psicológico.

"O *setting* terapêutico é o espaço dinâmico, a serviço do bom andamento de toda terapia, na qual se envolvem paciente e terapeuta. É o ambiente que se estabelece a fim de propiciar as melhores condições para a instalação de um bom clima de trabalho" (Pechansky, 2015, p. 236). É certo, que esta definição não se refere ao ambiente físico propriamente dito, mas ao clima que favoreça o desenvolvimento da relação terapeuta-paciente. Mas, certamente não se pode desconsiderar que o ambiente hospitalar, ao invés de proteger, expõe o par paciente-terapeuta a uma série de circunstâncias e estímulos externos que se constituem em um verdadeiro ataque às fronteiras do espaço terapêutico. Esta realidade impõe ao terapeuta a tarefa de cuidar pela manutenção dessas fronteiras, o que deve ser feito integrando estes elementos, do cenário hospitalar ao processo terapêutico,

De acordo com Simonetti (2011), o atendimento psicológico no contexto hospitalar deve "ajudar a fazer a travessia da experiência do adoecimento" (p.19), favorecendo o início de um processo de "elaboração simbólica do adoecimento".

Cabe a discussão da caracterização, considerando-se o contexto de atendimento psicoterápico no ambiente hospitalar, de outros elementos que constituem o *setting*, essenciais para a manutenção e preservação do processo terapêutico: a neutralidade, a abstinência e o anonimato. As regras técnicas do trabalho psicoterapêutico exigem neutralidade e a abstinência do terapeuta, ou seja, "não dirigir o tratamento em função de um ideal qualquer e abster-se de conselhos", bem como "manter distância das expectativas e pressões do meio externo" (Pechansky, 2015).

Pensamos que a neutralidade e abstinência ficam sob ameaça, se considerarmos que em algumas situações o atendimento psicológico do paciente no contexto hospitalar se dá para atender uma solicitação da equipe de saúde (da qual o psicólogo faz parte), sendo o motivo da solicitação, por exemplo, o comportamento pouco colaborativo do paciente, ou a sua recusa de submeter-se a um tratamento indicado para o seu quadro clínico. Este tipo de situação, sem dúvida exige do psicólogo um cuidado extremo com as regras da sua neutralidade e abstinência.

Demanda-se ao terapeuta um esforço de resistir à tentação de satisfazer a equipe, atendendo à sua demanda latente de tornar o paciente mais submisso aos seus cuidados, ou de buscar convencer o paciente a se submeter a um procedimento médico, visando protegê-lo do risco de agravamento ou morte, pelo não tratamento daquele quadro clínico. Cabe ressaltar que, neste tipo de situação, a configuração da neutralidade e da abstinência requer especial atenção, evitando-se dessa maneira o risco de mais sobre-carregar o paciente com uma demanda que é da equipe, do que auxiliá-lo. Ao oferecer uma escuta para os aspectos do seu funcionamento psíquico, que estão sustentando a sua relação com o tratamento que lhe é oferecido, possibilita-se a consciência para uma atitude de acordo com seu desejo.

Merece destaque, um outro aspecto do *setting* terapêutico. Parece ser maior a difi-culdade de não satisfazer os pedidos do paciente neste contexto, em que ele se mostra tão fragilizado e de *setting* estruturado de maneira tão diferente da clínica clássica. No entanto, é inegável que satisfazer os pedidos do paciente – o que certamente liga-se à necessidade de alívio da ansiedade do terapeuta frente aos seus próprios sentimentos de impotência diante do adoecer e da morte – pode alimentar no paciente uma maneira onipotente de enfrentar as situações limites experienciadas na hospitalização, ao invés de ajudá-lo a tomar contato e lidar com a angústia de castração.

São muitas as variáveis que influenciam a prática da psicologia no contexto hospi-talar, bem como as limitações que cerceiam os atendimentos. É possível afirmar que os atendimentos psicológicos, ali realizados, aproximam-se, ora do conceito da psicotera-pia breve ou focal – dada a necessidade de se trabalhar aspectos relacionados à expe-riência de adoecimento e hospitalização, em certo período de tempo – e considerando que esta possua objetivos mais limitados e, consequentemente, mais "modestos" que as psicoterapias tradicionais. Ora, aproxima-se de um modelo de psicoterapia de apoio, a depender daquilo que se mostra possível e necessário, frente à situação vivida pelo pa-ciente, por exemplo, uma situação de crise aguda dada pela perda abrupta da condição de saudável, de diagnóstico de doença grave, necessidade de hospitalização urgente.

Como é possível perceber, a prática hospitalar requer sensibilidade e capacidade de manejo, mas, primordialmente, a disponibilidade em estar junto, suportar a angústia que acompanha o peso do adoecer e suas implicações. Para isto, deve-se considerar que, tanto a complexidade do processo de adoecimento, quanto a própria diversidade entre os ambientes no âmbito hospitalar, corroboram a importância de sempre questionar, colocar em discussão o fazer do psicólogo nesta área.

O sujeito somatizante e a demanda para a psicoterapia

Segundo Farrero (2006), enquanto o conceito de queixa ou "motivo de consulta" em psicologia se refere a uma descrição concreta de sintomas ou problemas objetivos, o de demanda vai além, pois envolve o reconhecimento, por parte do paciente, de uma necessidade subjetiva e o desejo de pedir ajuda, e traz consigo aspectos relacio-nados à motivação e aos interesses subjetivos do paciente em se implicar na resolução destes problemas.

Assim, ainda exposto por Farrero (2006), trata-se de um equívoco considerar uni-camente a queixa como a ponte que conduz à exploração dos sinais e sintomas que per-mitirão o diagnóstico psicológico e o processo psicoterapêutico. A queixa é importante, sendo condição necessária para o engajamento na psicoterapia, mas, para além dela, é essencial investigar a demanda implícita nesta, ou seja, é imprescindível que a queixa possa expressar-se na forma de uma demanda psicológica. Se não houver esta demanda, ou seja, a necessidade subjetiva de ajudar-se e o reconhecimento do sofrimento, não há como se constituir a tarefa terapêutica.

No hospital, entre tantas peculiaridades presentes no contexto do adoecimento e suas implicações, em grande parte dos casos, o paciente é encaminhado por membro da equipe de saúde para avaliação ou atendimento psicológico, o que significa que a demanda pode não ser do próprio paciente, mas de quem o está encaminhando.

O paciente somatizante, geralmente, é encaminhado para uma psicoterapia, por um médico ou por outro profissional de saúde e é, muito mais frequentemente, atendido em ambulatórios médicos, o mesmo local onde realiza o tratamento médico da sua doença somática – do que em clínicas de psicologia. Encaminhado, este paciente comparece ao atendimento psicológico no ambulatório, da mesma maneira que ao laboratório clínico para a coleta de sangue, para a realização de um exame solicitado. Cumprindo uma prescrição médica, pouco apropriado da sua doença e pouco implicado no seu tratamento, muitas vezes não sabe por que foi encaminhado e não tem propriamente uma queixa. Parece depositar no médico, nos profissionais de saúde e também no psicólogo, toda a responsabilidade do cuidado consigo próprio. Quando está hospitalizado, muitas vezes este paciente recebe do psicólogo a oferta de atendimento psicológico, como procedimento de rotina do hospital. Nota-se que este paciente, muitas vezes surpreendido com a oferta de atendimento psicológico ou mesmo mal diferenciando um tratamento psicológico de um tratamento médico, está, da mesma maneira que na consulta médica, esperando ouvir algo e não falar sobre o seu mal-estar, no atendimento psicológico. Sua fala restringe-se aos sintomas da sua doença somática. A pergunta que se coloca é: este paciente tem demanda para psicoterapia? Se não tem, como se realiza o trabalho psicoterapêutico? É possível realizar um trabalho psicoterapêutico nessas condições?

Dessa maneira, circunscreve-se a tarefa do psicólogo junto ao sujeito somatizante. Como assinala Volich (2010), cabe-nos o desafio de – ao paciente cujos recursos representativos limitam sua capacidade de perceber e comunicar seu sofrimento e que podem apenas reconhecer a realidade concreta da lesão corporal ou da dor – propiciar um espaço que permita pensar sobre este sofrimento e integrar, no plano psíquico, o que está sendo vivido no corpo, buscando tornar acessível o sofrimento que não encontra outros meios para se expressar. O objetivo do trabalho psicoterapêutico pode ser o de ajudá-lo a dar um significado para a experiência de adoecimento e hospitalização e integrá-la na sua história de vida. Trata-se de um grande desafio. Podemos começar ajudando o paciente a formular uma queixa, nomeando o motivo do seu comparecimento ao atendimento psicológico no ambulatório, para o qual foi encaminhado.

Para o paciente hospitalizado, o atendimento psicológico, oferecido e realizado durante o período de internação, pode ser entendido como uma preciosa oportunidade de atrair este sujeito somatizante para o processo de pensamento e, com este trabalho, poder ajudá-lo a se aproximar psiquicamente, entre outras, da experiência do adoecer e de hospitalização e, como objetivo último, criar uma demanda de psicoterapia após a alta hospitalar.

Estado da arte da pesquisa em psicoterapia com o paciente somatizante

A clínica contemporânea tem demonstrado a necessidade de aproximar pesquisa e prática, salientando a importância do desenvolvimento de técnicas interventivas eficazes para aqueles que procuram o atendimento psicológico. A prática da psicoterapia baseada em evidências é um importante meio metodológico que integra os resultados identificados em vários estudos, levando em conta as especificidades do paciente e o ambiente no qual está inserido (APA, 2005).

Analisando-se a literatura atual sobre os resultados da psicoterapia com pacientes somatizantes (Chaves e Lopes, 2015), observa-se que a população mais frequentemente investigada nos estudos publicados é a de pacientes oncológicos e que há poucos estudos avaliando o processo psicoterapêutico realizado.

Os estudos apontam resultados que relacionam o êxito do processo psicoterápico com pacientes somatizantes associando-o à remissão ou redução sintomatológica, mas não fazem referência a nenhum elemento do processo psicoterapêutico, propriamente dito. A investigação é realizada através da utilização de variados instrumentos de avaliação, específicos para a análise de sintomas, como dor, fadiga, alterações no sono, sintomas depressivos, ansiosos, de estresse, entre outros. Detecta-se que a concepção de resultados da psicoterapia com pacientes somatizantes, considerada nas pesquisas, é a da remissão ou eliminação de sintomas, que geralmente se caracterizam por comorbidades ou sintomas da doença somática e nada dizem respeito aos aspectos do funcionamento psíquico e suas eventuais modificações, a partir da intervenção psicoterapêutica. Concepção essa que se aproxima da posição filosófica de cura da medicina, ou seja, a de eliminação de sintomas.

A abordagem cognitiva comportamental é a predominantemente utilizada nos estudos sobre comprovação de resultados e emprego de instrumentos de avaliação em psicoterapia junto ao paciente somatizante. Compreende-se que tal prevalência se justifica, uma vez que sua proposta de intervenção – que é através de um conjunto de técnicas e estratégias terapêuticas, a mudança de padrões de pensamento e, consequentemente, de comportamentos (Dobson, 2010) –, ser bastante valorizada pela medicina atual.

Por fim, observou-se que o campo de pesquisas de resultados do processo psicoterapêutico em nosso meio, principalmente, aquelas cuja amostra refere-se a pacientes somatizantes, carece de mais desenvolvimento. Observa-se, no entanto, que existem alguns pesquisadores dedicando-se fortemente nesse sentido, transparecendo um movimento interessante de pesquisas no campo.

REFERÊNCIAS BIBLIOGRÁFICAS

1. Aisenstein, M. (2015). Abordagem psicodinâmica do paciente psicossomático. In Eizirik, C. L., Aguiar R. W. & Schestatsky S. S. Psicoterapia de orientação analítica: fundamentos teóricos e clínicos (3ª ed. pp. 659-667). Porto Alegre: Artmed.

2. APA Presidential Task Force on Evidence-Based Practice. (2005). Evidence-based practice in psychology Am Psychol. American Psychologist, 61(4), 271-85. Recuperado de http://www.apa.org/practice/resources/evidence/evidence-based-statement.pdf.

3. Braier, E. A. (1984). Psicoterapia breve de orientação psicanalítica. São Paulo: Martins Fontes.

4. Chaves, G.S.& Lopes, S.M.P. (2015). Instrumentos de avaliação de resultados em psicoterapia individual com pacientes adultos acometidos por doenças orgânicas: uma revisão sistemática. Trabalho de conclusão de curso de Aprimoramento e Especialização em Psicologia Clínica em Cardiologia do Instituto do Coração do Hospital das Clínicas da Faculdade de Medicina da Universidade de São Paulo.

5. Cordioli A.V. (2008). Psicoterapias: abordagens atuais. Porto Alegre: Editora Artmed.

6. Dobson, D. & K. S. Dobson. (2010). A terapia cognitivo-comportamental baseada em evidências. Porto Alegre: Artmed.

7. Farrero, P. M. (2006). Del motivo de consulta a la demanda en psicologia. Revista de la asociación española de neuropsiquiatria, 26(97), 53-69.

8. Kaplan, H. I. (1998). Manual de Psiquiatria Clínica. Porto Alegre: Artes Médicas.

9. Marty, P. (1965). Los movimientos individuales de vida y muerte. Barcelona: Toray.

10. Marty, P. (1993). A psicossomática do adulto (P. C. Ramos, Trad). Porto Alegre: Artes Médicas Sul.

11. Marty, P. (1998). Mentalização e psicossomática. São Paulo: Casa do Psicólogo.

12. Pechansky, I. (2015). Setting psicoterápico: neutralidade, abstinência e anonimato. In Eizirik, C. L., Aguiar, R. W. & Schestatsky, S. S. Psicoterapia de orientação analítica: fundamentos teóricos e clínicos (3ª ed., pp. 224-237). Porto Alegre: Artmed.

13. Ranña, W. (1997). Psicossomática e o infantil: uma abordagem através da pulsão e da relação objetal. In Ferraz, F. C. & Volich, R. M. (Orgs.). Psicossoma: psicossomática psicanalítica (pp. 103-125). São Paulo: Casa do Psicólogo.

14. Roth, A., & Fonagy, P. (2005). What work for whom? A critical review of psychotherapy research, (2nd ed.). New York: Guilford. Recuperado de http://books.google.com.br/book s?id=tCQbJTsUPz4C&printsec=frontcover&hl=pt-BR & source=gbs_ge_summary_r&cad.

15. Roudinesco, E., & Plon, M. (1998). Dicionário de Psicanálise. Rio de Janeiro: Jorge Zahar.

16. Simonetti, A. (2011). Manual de Psicologia Hospitalar: O mapa da doença (6ª ed.). São Paulo: Casa do Psicólogo.

17. Vieira, W. C. (1997). A psicossomática de Pierre Marty. In Ferraz, F. C. & Volich, R. M. (Orgs.). Psicossoma: psicossomática psicanalítica (pp. 15-22). São Paulo: Casa do Psicólogo.

18. Volich, R. M. (2010). Psicossomática: de Hipócrates à Psicanálise (7ª ed.). São Paulo: Casa do Psicólogo.

19. Volich, R. M. (1997). Reflexões sobre a terapêutica psicossomática. In Ferraz, F. C. & Volich, R. M. (Orgs.). Psicossoma: psicossomática psicanalítica (pp. 85-98). São Paulo: Casa do Psicólogo.

15 CAPÍTULO

Sheyna Cruz Vasconcellos
Karine Rodrigues Sepúlveda

Leito Hospitalar ou Berço Esplêndido? Reedições de Memórias Sensoriais e Adoecimento

Por que o corpo é um lugar localizável do sofrimento psíquico?

Freud (1923/1976) escreve que o "eu" é antes de tudo corporal. Esse dado nos parece importante, em função do hospital ser a primeira opção de abrigo na realidade daqueles que padecem. Acompanhamos, nas emergências e nas unidades de internação hospitalar, queixas que não se enquadram na nosografia médica, tais como o sofrimento psíquico que é deslocado para o corpo. A natureza deste padecimento merece uma atenta e minuciosa investigação.

Não há, na história da humanidade, um exemplo mais contundente que o nosso corpo, que serve de caixa de ressonância para tal mal-estar. Estamos sempre a nos queixar da nossa *performance* corporal, estabelecendo metas de superação, considerando-nos faltosos diante das múltiplas possibilidades propagadas de cuidado à saúde. Nossa atmosfera cultural está revestida por exigências de "adestramento corporal" que visam garantir a tão desejada qualidade de vida (Birman, 2012).

Birman (2012), nos apresenta este cenário moderno e localiza no corpo, signo maior de riqueza, o ideal de bem-supremo, destronando Deus e a Alma – como ocorreu na Antiguidade. O corpo ocupa lugar de destaque, é alvo predileto de intervenções e re-asseguramentos do homem contemporâneo e, devido a esta superestimulação e estado permanente de tensão, se apresenta como palco legítimo para o adoecimento.

No hospital, confronta-se, todo o tempo, com o corpo enquanto evidência bioló-gica. O corpo tal qual concebe a medicina: um conjunto de sistemas interdependentes composto por ossos, músculos e órgãos. Não é desse corpo que se ocupa a escuta psi-canalítica, embora não o negligencie. Mas, localizam aí, um além da anatomia que se dirige ao discurso subjetivo, para incluir o que a lógica médica não comporta auscultar.

Na atualidade, a medicina é revestida por novos signos que demarcam um modo pe-culiar de relação da ciência com seu objeto de estudo. O protagonismo da expressão "me-dicina baseada em evidências" bem como, a produção maciça de *guidelines,* constituem indicadores de mudanças substanciais que estão no escopo de diversas reconfigurações epistemológicas, institucionais, políticas e outras que, em geral, realçam a importância da dimensão científica na organização e na prestação dos cuidados de saúde. Interroga-se, portanto: "O que o médico poderá opor aos imperativos que fariam dele o empregado desta empresa universal da produtividade?" (Lacan, (1966/2001, p. 454).

Evidências, estatísticas e eficácia são imperativas do discurso médico. Um saber que se instaura sob premissas sólidas e que operam com legitimidade nas situações de urgência e emergência do corpo: ressecção de tumores, pontes de safena, clipagens de aneurismas, controle da sepse. Um saber que opera sob os auspícios da vida e da morte. A pergunta é: como sustentar a equivocidade das palavras, em um espaço delimitado por cartas tão bem marcadas que prima pela certeza, pela lógica e pela razão?

À guisa de ilustração: Uma jovem primigesta tem seu bebê a termo sem compli-cações. Duas semanas depois volta ao hospital com uma mastite infecciosa para trata-mento cirúrgico (drenagem dos nódulos de pus). Após a realização do procedimento, o médico orienta a paciente quanto à importância de continuar amamentando seu bebê e que a dor deveria ser tolerada por esta mãe. A família, empoderada pela ordem médica, encoraja a amamentação e diz que "ser mãe é padecer no paraíso". A inserção da psico-logia ocorreu por pedido médico, e este adverte da sua preocupação em relação ao apelo materno de não mais amamentar o seu bebê. O pedido poderia ser assim resumido: "Convença esta mãe a amamentar. Toda boa mãe amamenta o seu filho". A resposta se apresenta, como meio de instituir uma pausa e de demarcar uma posição de não do-mesticar a mãe à norma interposta, assegurando a existência de diversos modos de vin-culação mãe-bebê, bem como, outras saídas para a boa saúde deste (Sepúlveda, 2014).

Incluir exceções à regra constitui a tarefa do psicólogo no hospital, visto que, a sub-jetividade só se apresenta como não normativa. No cenário do aleitamento subsidiado pelo saber generalista, *tem que amamentar*, aparecem: choro, dor, estresse associado à recusa em fazer qualquer atividade com o bebê. As impressões do psicólogo ficam em suspenso e a escuta faz comparecer novas dimensões discursivas que elucidam a cena. Amamentar, neste caso, era fator impeditivo ao vínculo materno. Aquela cena reedita o enredo da fantasia de fracasso dos papéis de mãe, esposa e filha. O fracasso era uma palavra que a definia como mulher. Significante que traduz sua posição subjetiva. Após esta avaliação, discute-se com o médico, e se redefine os planos de cuidado a essa mãe e ao bebê, que agora contaria com períodos de amamentação mais espaçados, e com suplementação de leite artificial, até a recuperação materna. À mãe, indicou-se acompanhamento psicológico ambulatorial para tratamento destas questões, que se articulavam com sua herança psíquica intergeracional.

A interlocução com a psicanálise permite compreender o que está no entorno do mal-estar anunciado. Permite observar outros elementos que, latentes, podem exacerbar desordens corporais – tal qual a histérica de Freud – colocando o discurso médico em um impasse. Seria o caso simplesmente de tratar a mastite? Se esta mãe se predefine como alguém que fracassa, logo haverá outro motivo para atestar a sua crença, como um jogo de repetição. Tal fracasso, não pode ser tomado como um sintoma médico, assim como a mastite não é algo a ser tratado pela psicanálise. A decepção norteia a relação desta mulher com sua própria condição de existir. Onde ela estiver, o "pesar" a acompanhará. E não seria diferente com a maternidade: ela entende como derrota, o não poder amamentar, por não suportar a dor. Ela tem decepções prévias, tais como: na escola, no esporte, como filha, como esposa, como mulher, esse é o seu veredicto e vem acompanhado de muito sofrimento. À medicina, cabe cuidar da lesão da mama e não do fracasso existencial. Em complementaridade e no esforço de interpretar essa *confusão de línguas*, se faz o trabalho multidisciplinar (Sepúlveda, 2014).

Esta interseção permite considerar que o discurso médico tem por finalidade o apagamento da subjetividade, tanto daquele que o enuncia (a figura do médico) como daquele que o escuta (paciente). Dessa afirmativa, se sustenta a pretensão da ciência: a objetividade. O que o sujeito pode dizer ali, nesta suposta relação médico-paciente, sobre a nomeação pessoal do sintoma que lhe aflige ou dos padecimentos da sua doença, não interessa à medicina, pois foge à inscrição nosográfica (Clavreul, 1978).

As prescrições médicas, os consentimentos, as orientações que nos são propostas, carregam, em seu bojo, o enunciado implícito de uma ordem, dificilmente contestável, pelos créditos que a ciência detém na atualidade. Somos demasiados solidários ao discurso médico para contestá-lo ou para não nos conformar com as suas razões, nos adverte Clavreul:

> É porque a medicina invoca – com justa razão – a ciência, e porque a ciência tornou-se sinônimo de verdade, que a medicina constitui um bastão resistente, tanto aos mais vigorosos ataques quanto aos elogios desajeitados, e que seu próprio totalitarismo é suportado como um mal do qual é preciso esperar um bem. (Clavreul, 1978, p. 49).

A psicanálise, enquanto discurso do inconsciente, não obedece à lógica do cientista, seja pelo seu método ou pelo modo de produzir resultados. Trata-se de uma incompetência em produzir relações diretas e causais sobre fatores psíquicos e seus correlatos orgânicos. Por outro lado, temos na medicina também uma inaptidão radical em considerar os efeitos do desejo sobre o sujeito. É neste hiato, que a psicanálise não cessa de questionar as expectativas do cientista que pretende aplacar a subjetividade e suas amarras.

> É neste tempo onde o corpo biológico está cada vez mais conhecido que os médicos constatam que o sofrimento do paciente escapa às suas possibilidades terapêuticas. O conhecimento biológico do corpo, cada vez mais perfeito, não se acompanha do conhecimento do sofrimento do sujeito, que tem outras coordenadas que não as da biologia (Guerin, 1982, p. 5).

Cotidianamente, somos surpreendidos pelos equívocos, desencontros, desajustes, pela apresentação de sintomas que não correspondem à concepção de corpo e anatomia. Esses impasses e incômodos, que muitas vezes o saber da ciência tenta descartar, são bem-vindos ao analista. É quando algo escapa àquilo que pode ser apreendido pelo discurso da ciência, cria-se aí, um hiato, que o analista é convocado a intervir.

O berço esplêndido!

O adoecimento, como um acontecimento que incide sobre o real do corpo, pode resgatar traços, restos mnêmicos, estímulos sensoriais polivalentes que recolocam o sentido da existência, editam t t raumas, vivências não simbolizáveis. Portanto, adoecer significa se deparar com o desamparo ligado à linguagem. E quando não dispomos de palavras para nomear nosso mal- estar?

Na abordagem psicanalítica foi vastamente discutido a importância do outro na nossa construção subjetiva. Ressaltamos aí, que essa constituição é inseparável da nossa dimensão corporal marcada pela erogeneidade das primeiras trocas com o outro.

A constituição de nossa subjetividade, onde o corpo é cenário privilegiado, se estrutura na forma como esses cuidados iniciais são dispensados, dos detalhes referentes a essas trocas que agrega a dimensão de alteridade em cada ser. (Vasconcellos, 2005).

A linguagem possibilitaria ao sujeito humano se apropriar de seu corpo, "eu tenho um corpo" seria um efeito de linguagem. O corpo perderia sua dimensão de organismo pela dimensão significante.

A ação humana de decifrar as necessidades e demandas de um bebê encontrará sempre a limitação própria da linguagem que não faz corresponder sensações e palavras. A ausência de representação simbólica pode ser aproximada do conceito de Ferreira (2011), chamado traumas inassimiláveis. O caráter traumático destas experiências será influenciado por vários fatores, como o desejo da mãe por esta criança, a capacidade de doação, o sentido conferido à criança naquele contexto. Tudo estará ancorado no "dito pelo não dito", quer dizer, é uma fala que não se resgata, mas é sentida pela criança ao crescer, ou mesmo quando ela tenta recuperar algo de sua fantasia *"fui rejeitada"*. A fala tem essa imprecisão, o que significa que o ingresso humano no campo da linguagem vai demarcar o que é do universo da necessidade, da demanda e onde se situa o desejo.

Leito Hospitalar ou Berço Esplêndido? Reedições de Memórias Sensoriais e Adoecimento

Consideremos as operações propostas por Lacan (1964/1992), em seu *Seminário 11,* de alienação e separação, fundamentais nesta discussão. Antes da alienação não o ser, ainda era um esboço: é o próprio sujeito que não está lá no começo, é a instituição da ordem simbólica, atribuição de um lugar ao sujeito que acontece nesta operação. Soler (1997), afirma: "A alienação é o destino. Nenhum sujeito falante pode evitar a alienação. É um destino ligado a fala" (p. 62). O próprio fato da criança já ter um nome anterior ao seu nascimento, pertencer a uma determinada comunidade já a inscreve no campo da linguagem. O outro possibilitará com que a criança possa utilizar-se da linguagem e, como disse Heidegger (2005, p.8): "a linguagem é a casa do ser. Nesta habitação do ser mora o homem".

As motivações dos pais em relação ao nascimento do filho dão amparo à existência física da criança no mundo. É nesse sentido que a psicanálise diz que o sujeito é causado pelo desejo do outro (Lacan, 1964). É o desejo dos pais que anima a existência desta criança no princípio e a separação vai significar o tratamento necessário do sujeito a esse desejo do Outro.

No processo de alienação produz-se um sujeito equivalente a um conjunto vazio, ou seja, um conjunto sem elementos. O conjunto vazio vai significar o nada representado no campo do Outro, com potencialidade para existir. O conjunto vazio pode ser concebido aqui como o nome próprio, que a princípio pode não dizer nada sobre o sujeito, mas que é uma referência inicial podendo se transformar em significante.

A Separação é a operação seguinte que dá origem ao ser. Soler (1997), afirma que "a separação supõe uma vontade de sair, uma vontade de saber o que se é, para além daquilo que o Outro possa nos dizer, para além daquilo inscrito no Outro" (p. 63). A separação é um momento de corte da relação mãe-filho, promovida pela função paterna. Nesta operação, a criança se depara com uma mãe faltante e com a impossibilidade dela ser o objeto que complete a mãe. É necessário que o pai ingresse no universo da criança; esse ingresso do pai é viabilizado pelo discurso da mãe.

A constituição do eu se verifica neste processo especular e, para que essa criança possa se apropriar desta imagem, para que possa interiorizá-la, é preciso que exista um lugar no desejo do Outro, encarnada pela mãe, em uma leitura psicanalítica. Tal lugar significando o desejo dos pais de receber esta criança e do histórico familiar prévio que a aguarda. E, se esse lugar ou condição para um desenvolvimento satisfatório vacila, poderá produzir quadros psicopatológicos e/ou psicossomáticos.

É um fenômeno complexo, que envolve muitas vezes a dor física ou desconforto do corpo. Não apenas a imagem do corpo, mas a dor física desempenha uma função de fazer o sujeito lembrar-se que tem um corpo. Caminharemos como se a dimensão do nosso organismo nos fosse alheia. Quando o discurso adotado é o da medicina, o que se examina é a dimensão orgânica do corpo. Mas, os percalços desse processo de engenharia do corpo, conta também com traumas assimiláveis e inassimiláveis. O traumático, do ponto de vista econômico, são experiências cujo excesso pulsional invade o aparelho psíquico, levando ao desequilíbrio. Essas marcas, deixadas como ultrapassamento de suportabilidade dessas descargas de emoções, foram resultados da ineficiência do outro cuidador em acolher com palavras e a excitação pulsional da criança. O resultado deste processo será uma busca repetitiva de estados aproximados.

O hospital se apresenta como lugar privilegiado destas repetições, já que seu cenário reproduz uma condição muito semelhante, que é o bebê e sua mãe, o doente e seu médico. Ambos sofrem de um corpo que pulsa e busca na palavra do outro um sentido, um contorno simbólico para tal experiência. A criança espera de sua mãe algo além da mamada. O doente espera do médico que nomeie sua dor e lhe prescreva um remédio para sua "amar-C(g)ura". Há uma demanda de amor nos dois processos que ultrapassam a possibilidade da medicina e da mãe em responder. Há um pedido de amor. Um fundo sem fundo. Demanda que não para de se inscrever, visto que para a falta não há objeto que caiba. Mesmo se tratando de doença, estão lá o bebê e o doente em busca do dom do amor.

Algumas experiências densas, vão procurar na repetição de situações danosas uma resposta para a falta de sentido dos afetos um dia experimentados pelo corpo e não ressignificados. Fontes (2010), considera que algumas experiências vividas não conseguirão suporte da linguagem. Haveria, neste caso, uma associação sensorial onde o corpo seria lugar privilegiado destes afetos. Segundo a mesma autora, "as sequelas" de impressões deixadas pelas experiências "originárias", registradas em uma memória corporal, poderão retornar.

Caso: *Antes ela do que eu*. Primigesta, com 32 semanas de idade gestacional, chega ao hospital com quadro de doença hipertensiva específica da gestação grave (DHEG). Fica internada na UTI, para controle dos níveis pressóricos e para detenção de trabalho de parto prematuro. A equipe, visivelmente preocupada com os elevados níveis pressóricos (PA), solicita que o psicólogo contorne a situação de choro e emoção exacerbada da paciente, para evitação do nascimento prematuro do bebê. Aparece, como demanda explícita da equipe, dar resposta rápida para se evitar um evento adverso. Esse pedido já vem atravessado pelo impossível, pelo imprevisível e pelo fracasso. Considerando que responder à demanda médica não produziria bons resultados, "fazer parar de chorar", debruça-se sobre o leito da paciente para escutá-la. Sabemos que ali, onde se chora, se cala falando. A angústia não pode ser tratada pelos avanços tecnológicos da medicina. Especialmente quando esta vivência reedita uma história já inscrita: "Minha mãe disse que minha filha não vai vingar". E completa que no seu nascimento a mãe havia tido complicações e que ela pediu ao médico para que salvasse a vida dela, em detrimento do bebê. "Deixe que ela morra. Antes ela do que eu", as palavras proferidas pela mãe no seu nascimento. E, desde então, uma série de eventos traumáticos são vividos por esta mulher: condenada à morte desde seu nascimento, passava a vida a escapar deste destino. Colecionava histórias de maus-tratos, violência sexual, abusos e negligência materna. Uma mãe que não se importava. Sua filha nasce prematura e, a partir deste hiato, revela-se: "ser mãe é ensinador". Ensina a dor; "É aquela que protege da dor"; "ser mãe, dói". Ali, na maternidade, a vida pulsa, denunciando esses efeitos de linguagem.

O cenário abriga a reedição do nascimento biológico e do desejo. A mãe não assegura para esta filha um lugar. A filha esboça sua representação de existência na dor e na morte. Suas escolhas repetem uma forma de existir que tem na dor sua tonalidade. Faz da dor e da rejeição sua matéria-prima.

Caso: *Onde come dois, um não come*. Uma gestação gemelar, um casal de bebês sendo esperados com muita alegria. A fala da médica parece anunciar o que iria acontecer: "Gravidez de gêmeos é arriscada". A palavra "risco" a acompanha durante toda a gestação, o que a faz redobrar os cuidados com seu corpo. Chegada a hora de ir para a maternidade, o resultado de um ultrassom anuncia a morte de um dos bebês. Nasce morta a menina. "Logo ela", lamenta a mãe. A menina tão desejada tinha uma missão: permitir que essa mãe pudesse reparar a sua ausência na criação da sua primeira filha, na adolescência, que ficou com seus pais. Tratava-se ainda de poder concretizar outras idealizações e desejos. Ficou o menino, que pena! Uma mãe culpada por ter desejado que seu filho tivesse morrido, para que o outro bebê sobrevivesse. E seu corpo respondeu prontamente a este protesto: não produzia leite suficiente. A introdução de ocitocina não ajuda neste intento. Esse peito pode ser todo dele? Mas não seriam para dois? Não há leite, como não há possibilidade de vincular-se ou interessar-se por outro bebê, que não aquele que iria compensar uma falta do passado. Enquanto sofre a perda deste objeto de amor superestimado, não pode ali inclinar-se a amar.

Chatel (1995), assinala que a fertilidade humana não se resume a um puro fenômeno biofisiológico, a um encontro aleatório de gametas. Afirma:

> A fertilidade é o resultado de um conjunto sobredeterminado de elementos que se apoiam no real do corpo, mas que implicam registros diferenciados [...] Toda gravidez é um signo do sujeito e um efeito, no corpo, de uma necessidade inconsciente. (pp. 19-20).

Caso: *Uma mãe arte-(o)ficial*. Uma mulher que se cobra ser uma mãe mais eficiente, zelosa e abnegada. Para tentar compreender o que há de encoberto nestas exigências, quase mandatórias: "você deve ser assim, senão!" Engravidar não foi tarefa fácil: Exigiu anos de tratamentos de reprodução assistida, um corpo deformado pelas dosagens de hormônios e a vivência de abortos recorrentes. A gestação foi complicada, com indicação e repouso absoluto e ameaça de perda. Agora que seu bebê finalmente chegou... Ao escutá-la, resgata-se a história da morte heroica de sua mãe, que se coloca na frente para proteger o filho em um acidente. Mas antes disso, há uma série de outras histórias maternas de sacrifício e submissão, em prol dos filhos. Ser mãe estava colocado na ordem de um ideal, imortalizado pela sua mãe mártir. Uma mãe impossível de corresponder, porque não existe, está morta, não pode ser equiparada ou testada. Não conseguia dedicar-se aos cuidados do bebê na UTI neonatal, como as outras mães ficavam, o que se revertia em angústia e culpa. As autoacusações ganham tom melancólico: esta criança merece uma mãe melhor do que eu; como pode alguém como eu ter uma criança tão linda e perfeita, sou uma pessoa má, não mereço este bebê. A maternidade, aqui vivida no seu ponto mais radical, inflacionada pelo luto não elaborado da morte materna de caráter trágico, e que ganha estatuto de mártir. Não poder ser a mãe que idealizava para este filho é catastrófico para o psiquismo desta mulher.

O nascimento de um filho implica em uma nova configuração psíquica dos pais, colorida pela revivescência dos seus fantasmas intergeracionais, como o luto do exemplo acima. Trata-se, sobretudo, da ressonância que o encontro com o filho pode produzir nesse novo território psíquico parental. Filho, este inicialmente estranho e inaudito, por isso exige assimilação simbólica.

Chatel (1995), aponta que o sujeito é marcado pela cultura e atravessado por significantes. Dessa forma, uma gestação, apesar de parecer um evento de natureza biológica, não pode ser somente um fato natural, pois carrega, em seu bojo, os emaranhados significantes de histórias intergeracionais e desejos ambivalentes. Uma gravidez não será definida apenas pela conjunção biológica, por um mapa genético preciso, mas também por um mapa simbólico no qual se articulam as histórias de famílias, das transmissões entre gerações, do patrimônio cultural de seu país e de sua estirpe. O entrelaçamento destes legados configura a complexidade deste terreno.

Os leitos da maternidade contam diariamente histórias que versam sobre a relação da gestante ou puérpera com sua própria mãe, denunciando desamores, dissabores que vêm para assombrar o projeto parental atual. Sob a ameaça de não ser amada pelos seus filhos, traz à tona os conflitos preexistentes da relação mãe-filha. "Não quero que minha mãe cuide de minha filha, pois ela não sabe. Minha mãe é uma mulher desleixada, não se cuida"; "Eu não admiro minha mãe, eu não gosto dela. Fico apontando os defeitos dela todo o tempo. Sei que, com isso, eu a faço sofrer, mas não consigo disfarçar"; "Não me sinto segura com minha mãe aqui, quero que ela vá embora"; "Não quero ser uma mãe como foi a minha... Ela nunca foi exemplo de mulher e mãe. Não quero culpar minha filha por ter interrompido meus estudos fora do país, por não ter investido na minha carreira...". Essas palavras, proferidas por diversas mulheres, vem carregada de afeto e sofrimento psíquico. Culpas, reparações, ambivalências constroem o entorno da experiência da maternidade, com a reativação de complexos inconscientes dolorosos (Sepúlveda, 2014).

Bydlowsky (2002), usa o termo "transparência psíquica", para inferir um estado singular, desenvolvido por cada mulher, para lidar com este momento que é marcado por afetos derivados da reatualização da sua relação com a própria mãe, cujas marcas impressas podem carregar insígnias que poderão influenciar a forma como esta mulher responderá à maternidade, como também, marcará profundamente a construção do mundo simbólico do seu bebê.

Este estado, segundo Bydlowsky (2002), é marcado por um abrandamento da censura frente ao recalcado. "Os fragmentos do pré-consciente e inconsciente chegam facilmente à consciência" (p. 205). Deste modo, torna-se um momento não somente de fragilidade psíquica, mas de abertura para acessar ou elaborar seus complexos infantis. "A gestação inaugura então a experiência de um encontro íntimo da mulher consigo mesma: a capacidade de erotizar uma parte interna de si mesma está em questão" (p. 209). Nesta perspectiva, a gestação vem a ser um momento privilegiado para o tratamento das afecções mentais, favorecendo a circulação da palavra que, em associação livre, vai desvelando os fantasmas potencialmente patogênicos para a relação mãe-bebê. Para isso, faz-se necessário a presença de um ouvinte tecnicamente desejante.

Cabe-nos uma mediação entre o universal da nosografia e o singular de cada caso. História, *a priori*, não é destino. Deste modo, lidaremos com duas vertentes: a da universalidade e a da singularidade. Extraindo-se as particularidades do vivido de cada uma das situações-limite, através da escuta singular de cada caso, pode-se atingir a universalidade que é própria a toda vivência humana (Atem, 2002).

O sofrimento psíquico, presente na clínica obstétrica contemporânea, encontra-se relacionado a vivências de interrupção da continuidade do ser, em cujo rol podemos incluir as experiências de um aborto espontâneo, natimorto, prematuridade, entraves da maternidade na contemporaneidade.

O que dizer de uma mulher cujos filhos, um após o outro, morrem em sua barriga, fazendo com que ela incessantemente volte a engravidar e esta cena teima em reincidir? Do diagnóstico médico de 'incompetência uterina' para a construção simbólica desta mulher sobre sua 'incompetência materna': "Como uma mulher como eu pode gerar vida? Quando eu pude, eu não quis, e agora que quero, não tenho tido sucesso. Deve ser castigo... Meu corpo aprendeu bem a lição: ensinei a ele que toda vez que engravidasse, tiraria. Agora, ele já expulsa naturalmente. Ficou marcado na memória". Adverte-se que uma marca produz diferentes histórias para diferentes sujeitos, visto que a relação com o corpo tem um estatuto particular. Para esta mulher, o corpo, enquanto atributo simbólico, foi treinado para não "segurar nenhum bebê". E não se tratava exclusivamente dos abortos da adolescência, já que existia desde lá uma aversão a tornar-se mãe.

> Digamos que o que posso solicitar como resposta é da ordem de um apelo ao real, não como ligado ao corpo, mas como diferente. Longe do corpo, existe a possibilidade do que chamei, da última vez, de ressonância ou consonância. É no nível do real que esta consonância pode ser achada. Em relação a esses polos que o corpo e a linguagem constituem, o real é o que faz acordo (Lacan, 1975-1976/2007, p. 40).

O que pensar sobre esses processos gestacionais interrompidos, vivenciados com sofrimento ao extremo, nas (*im*)possibilidades de ser mãe e de ter um filho? Não há, em geral, nenhum achado clínico que sustente uma resposta para esses impedimentos. Pela lógica, corpos saudáveis podem gerar filhos? Merleau Ponty (2000), adianta que a matéria do corpo humano é a história, a vivência. Que tipo de vivência deixa marcas de impossibilidades nesses corpos?

Quem balança o berço?

Badinter (1985), em referência à origem do amor materno, alerta que "embora muitos cientistas saibam perfeitamente que o conceito de instinto está caduco, alguma coisa em nós, mais forte do que a razão, continua a pensar na maternidade em termos de instinto" (p.11). Esta concepção sobre a inclinação natural da mulher para a maternidade ainda está presente na contemporaneidade.

Os sentidos e valores atribuídos à maternidade sempre estiveram conectados ao tempo histórico (Ariès, 2006; Iaconelli, 2012). Badinter (1985), alerta que a ênfase no amor materno tornou-se uma espécie de doutrinagem política na modernidade para se aplacar o contingente de crianças abandonadas e para frear as altas taxas de mortalidade infantil. Era necessário que as mães cuidassem dos seus bebês devotadamente.

Na modernidade, surge ainda o discurso médico higienista para criar ferramentas de apoio à sobrevivência das crianças, cujos destinos anteriormente não eram socialmente importantes. Com isso, o papel materno se equivale ao *status* de missão salvadora, de proteção de sua prole. Com ajuda da igreja, a maternidade passa a incorporar elementos de santidade, envolta em um sermão de amor natural entre pais e filhos (Iaconelli, 2012).

Chodorow (1990), acrescenta que a repetição de padrões de maternagem acontece por influência de elementos psicológicos e sociais, cujo enquadre é subliminarmente induzido. Desse modo, coloca em realce que a maternidade / maternagem não é produto da biologia, nem de preparo intelectual para o seu exercício, mas de replicação de experiências vividas no seio da família, transmitidas intergeracionalmente como um legado inconsciente. Proponho estruturar esta ideia: as mulheres, quando mães, transmitiriam para suas filhas insígnias, desejos e outras marcas inerentes ao relacionamento desta díade. Esses filhos, em leitura singular desta experiência, podem posicionar-se positiva ou negativamente acerca da capacidade de gestar, parir e cuidar. E, neste último caso, fazer escolhas que não incluem a maternidade, dirigindo seu alvo de investimento para a vida pública.

A clínica é soberana ao constatar que o amor materno não se inscreve, instantânea e naturalmente, em todas as mulheres. Do cuidado extremado à rejeição ou abandono afetivo, uma rica variabilidade converge para sustentar a fragilidade e imperfeição desta premissa social.

Com a psicanálise, temos a teoria freudiana do inconsciente, que formula que os atos humanos não são controlados e determinados pela vontade, atribuída à consciência. Especula-se que a decisão de ter ou não ter filho, de ter e rejeitá-lo, de planejar, mas não desejá-lo, são comportamentos que obedecem à lógica inconsciente, portanto segue desígnios particulares a cada mulher. Esses complexos familiares inconscientes vêm à tona interferindo na experiência da mulher com a maternidade.

Torna-se complexo tratar deste tema, dado a constelação de fatores que criam redes e nexos no modo como a maternidade pode ser analisada. Não somente fatores sociopolíticos, nem tampouco biomédicos, são responsáveis pelas transformações deste fenômeno, mas especialmente a conjunção de que as gestações carregam em seu ventre um "agenciamento significante", particular a cada mulher, que parecem, via de regra, selar seus destinos (Chatel, 1995).

O agenciamento significante, que Chatel (1995), conduz a pensar, se articula às motivações e desejos inconscientes que modulam o curso de uma gestação. Perturbam o direcionamento médico e convocam à escuta analítica. O que dizer de uma mulher que após realizar inúmeros exames, consultar médicos diversos, receber a notícia clínica de que não há nenhum achado orgânico que justifique os abortamentos recorrentes? Seu

Leito Hospitalar ou Berço Esplêndido? Reedições de Memórias Sensoriais e Adoecimento

corpo, enquanto organismo, poderia não encontrar razão para ser fecundo, mas o corpo simbólico, que agrega marcas e insígnias de uma filiação controversa, pode sim recusar-se a esta tarefa. Trata-se de uma mulher cuja origem era nebulosa. Havia aspectos da sua vida que não se encaixavam. Histórias contadas e recontadas pela mãe eram ouvidas por esta filha com estranheza e perturbação. Ora, se dizia que nasceu na maternidade, ora se dizia que nasceu em casa de parteira. Nasci mesmo onde? E, mais, nasci mesmo dessa mãe? Pertenço de fato a essa família? Passa a vida a colecionar histórias que possam montar este quebra-cabeça. Escutou, nas entrelinhas, a mãe falar que seu bebê havia morrido e que o seu marido, para aplacar sua tristeza, trouxe uma menina de presente para ela. Logo concluiu que só podia ser ela essa criança. O discurso desta mulher, repetidamente anunciava que era sozinha no mundo. Não sabia quem era sua família, logo não era amada por ninguém. Esta cena roubada do seu nascimento, essa história não contada, velada, retorna no *a posteriori,* exigindo resolução simbólica. Não era possível ser mãe se não sabe quem é a sua mãe ou porque foi dada no lugar do menino morto. Não se sabe filha, não se sabe mãe. Esta ilustração clínica configura o estatuto particular de cada mulher, sobre as insígnias que ancoram sua relação com o seu corpo, a maternidade e sua história familiar.

Nas palavras de Chatel:

> A realização do voto de ter uma criança é infinitamente complexa: existe a fantasia do homem e da mulher, noduladas às fantasias dos membros de suas famílias, que contam para eles (não é só a mulher que está em causa); existe também o contexto imediato desencadeando a gestação no decorrer de um ato sexual, onde vem se precipitar em substância aquilo que ecoa entre seus desejos desconhecidos. Depois, há ainda a acolhida subjetiva do embrião in útero e a colhida subjetiva da criança ao nascer [...] Em suma, toda mulher é, de certa forma, uma "mãe portadora", ela é portadora da cristalização em seu corpo, do feixe de votos que deslanchou a concepção (1995, p. 16).

No hospital, assiste-se à evolução dos sintomas médicos associados ao mal-estar da gravidez. A escuta atenta - que ultrapassa a perspectiva do corpo gestacional, mas se atém às histórias latentes que acompanham essas mulheres, na jornada de ser mãe e ter filhos - acende a perspectiva de que há, nesses sintomas médicos, um pedido endereçado ao psicólogo, uma diversificada demanda formulada por essas mulheres, cujo cerne se articula com a sua própria feminilidade.

No seu *modus operandi*, a medicina desconhece a "arquitetura inconsciente complexa e vivaz que constitui a mola da fecundidade humana" (Chatel, 1995, p. 20).

REFERÊNCIAS BIBLIOGRÁFICAS

1. Ariés, P. (2006) História Social da Criança e da Família. Rio de Janeiro: LTC.
2. Atem, L. M. (2002) Gestação de Risco e Depressão Materna: Psicopatologia Fundamental de Infância e Clínica com Bebês. Dissertação (Mestrado). PUC-SP. São Paulo.
3. Badinter, E. (1985) Um Amor Conquistado: o Mito do Amor Materno. Rio de Janeiro: Nova Fronteira.

4. Birman, Joel. (2012) O sujeito contemporâneo. Rio de Janeiro: Civilização Brasileira.

5. Bydlowsky, M. (2002) O olhar interior da mulher grávida: transparência psíquica e representação do objeto interno. In: Correa Filho, L; et al. Novos olhares sobre a gestação e a criança até os 03 anos: saúde perinatal, educação e desenvolvimento do bebê. Brasília: I. G. E.

6. Chatel, M. M. (1995) Mal-estar na procriação: as mulheres e a medicina da reprodução. Tradução Dulce Duque Estrada. Rio de Janeiro: Campo Matêmico.

7. Chodorow, N.(1990) Psicanálise da Maternidade: Uma Crítica a Freud a partir da Mulher. Rio de Janeiro: Rosa dos Tempos.

8. Clavreul, J. (1978) A ordem médica: poder e impotência do discurso médico. São Paulo: Brasiliense.

9. Ferreira, Marcia Porto. (2011) Traumas não elaboráveis – Clínica Psicanalítica com crianças. São Paulo: Zagodoni Editora.

10. Fontes, Ivanise.(2010) Psicanálise do Sensível – Fundamentos e Clínica. São Paulo: Ideias & Letras.

11. Freud, S. (1923) O ego e o id. In: Edição Standard Brasileira das Obras Psicológicas Completas de Sigmund Freud. Rio de Janeiro: Imago,1976. v.XXI.

12. Guerin, G. (1982) Prefácio. In: Raimbault, Ginette. Clinique du réel. Paris: éditions du Seuil. p. 5-17.

13. Heidegger, Martin.(2005) Carta Sobre o Humanismo. 2.ªed. São Paulo: Centauro.

14. Iaconelli, V. (2012) Mal-estar na maternidade: do infanticídio à função materna. 130f. Tese (Doutorado). Instituto de Psicologia, USP: São Paulo.

15. Lacan, J. (1975-1976) O Seminário, livro 23: o sinthoma. Rio de Janeiro: Jorge Zahar Ed., 2007.

16. Lacan,J. (1966) O lugar da Psicanálise na Medicina. In: Opção Lacaniana. Revista Internacional de Psicanálise, n. 32, São Paulo: Edições Eolia, 2001.

17. Lacan, J. (1964) O Sujeito e o Outro: a Alienação. In: O Seminário: livro 11. Os quatro conceitos fundamentais da psicanálise. Texto estabelecido por Jacques-Alain Miller. Rio de Janeiro: Jorge Zahar Ed, 1992. pp. 193 - 230.

18. Merleau_Ponty, M.(2000) A natureza: notas: cursos no Collège de France. Tradução de Álvaro Cabral. São Paulo: Martins Fontes.

19. Sepúlveda, Karine R. (2014) Os reveses da maternidade na contemporaneidade: interface da psicanálise, da sociologia e da medicina sobre a vida reprodutiva das mulheres. Dissertação (mestrado) - Universidade Católica do Salvador.(UCSAL). Mestrado em Família na Sociedade Contemporânea. Salvador. 167 f.

20. Soler, Collete. (1998) O Sujeito e o desejo do Outro. In: O sujeito lacaniano: entre a linguagem e o gozo. Trad. Maria de Lourdes Sette Câmara. Rio de Janeiro: Jorge Zahar Ed. pp.71 – 92.

21. Vasconcellos, Sheyna C. (2005) Relação mãe-filha e sua influência na gênese da obesidade mórbida. Dissertação (mestrado) - Universidade Católica de Salvador. (UCSAL). Mestrado em Família na Sociedade Contemporânea. Salvador. 133 f.

Índice Remissivo

A

Abordagem psicanalítica, 160

Assistência a pacientes, 35

    com pacientes externos, nos ambulatórios, 35

    no hospital, 35

    pacientes internados, 35

B

Bem-estar emocional, 27

Biomédico, 7

    modelo, 24

C

Caso: *Antes ela do que eu*, 162

Caso: *Onde come dois, um não come*, 163

Caso: *Uma mãe arte-(o)ficial*, 163

Conselho Federal de Psicologia (CFP), 5

Construção de uma relação precoce, a cardiopatia fetal e abordagem da psicologia, A, 61

    diagnóstico, 66

    filho cardiopata, 72

    gestante, 65

    necessidade de hospitalização, 68

    parto, 69

Contar ou não contar, eis a questão: a escuta psicanalítica sobre a experiência da revelação diagnóstica de HIV, 93

    abordagem psicanalítica do sofrimento envolvido na experiência da revelação do diagnóstico de HIV/Aids ou de "revelar-se", A, 97

    contar ou não contar: eis a questão..., 96

    contextualizando: sobre a transmissão vertical do HIV, 94

    juventude com HIV/Aids, 95

    processos psíquicos: a herança de um tabu e a construção de fantasias, 98

Corpo e sujeito, 91

E

Esclarecer dúvidas, 29

Escuta do corpo: psicoterapia do sujeito somatizante no contexto hospitalar, A, 145

    estado da arte da pesquisa em psicoterapia com o paciente somatizante, 154

    peculiaridades do sujeito somatizante, 145

    psicoterapia do sujeito somatizante, 148

    psicoterapia, o atendimento psicológico realizado com o paciente hospitalizado?, É, 150 sujeito somatizante e a demanda para a psicoterapia, O, 152

Estrutura discursiva proposta por Lacan, 129

F

Foco da psicologia hospitalar, 11

Folhetos explicativos sobre doenças, tipos de tratamentos e modos de enfrentamento dos sintomas, 29

G

Grupos de orientação para pacientes e familiares sobre a importância da adesão ao tratamento, 29

I

Inserção do psicólogo no hospital: as expectativas construídas na graduação e a interface da academia com a realidade institucional, A, 49

Inserção e interfaces, 1

Intervenção mãe-bebê em UTI neonatal na abordagem focada em esquemas, 79

    definição do caso, 82

    descrição do tipo de atendimento, 82

    esquemas iniciais desadaptativos, 80

    instrumentos adotados, 83

    tipo de registro e técnicas utilizadas, 83

    relato de caso, 83

        identificação de esquema(s), 86

        instrução comportamental, 86

        reconhecimento do sentimento atual, 86

        testagem da realidade, 86

L

Leito hospitalar ou berço esplêndido? Reedições de memórias sensoriais e adoecimento, 157

    berço esplêndido!, O, 160

por que o corpo é um lugar localizável do sofrimento psíquico?, 157

quem balança o berço?, 165

P

Palestras e campanhas educativas, 29

Pesquisas, 35

    interesses pertinentes ao trabalho dos psicólogos, 35

    próprias ao campo da psicologia ou vinculadas a pesquisas médicas, 35

Processo de alienação, 161

Psicanálise e hospital: um lugar para o sujeito a partir de diferentes práticas discursivas, 117

    clínica de psicologia e psicanálise na, 120

        Rede Mater Dei de Saúde, 120

    sobre o psicanalista e sua práxis na instituição, 121

    sobre uma situação institucional, 121

Psicanálise e sua práxis no hospital público no campo das decisões e do sujeito: uma experiência com transexuais, A, 105

    campo das decisões: afinal quem decide?, O, 114

    psicanálise no campo do sujeito, A, 109

    psicanalista e seu trabalho em equipe, O, 111

Psicanalista no hospital geral: como articular suas possíveis funções a teoria lacaniana dos discursos?, O, 127

    presença do psicanalista no hospital geral – possibilidade de fazer girar os discursos?, 129

Psicoeducação: prevenção e promoção de saúde no hospital, 23

    estratégias de prevenção e promoção de saúde, 25

    psicoeducação: ferramenta na enfermaria, ambulatórios e devolutivas de avaliação, 26

Índice Remissivo

Psicologia da saúde e psicologia hospitalar: aspectos conceituais e práticos, 3

especificidades do contexto de saúde brasileiro e a psicologia hospitalar, As, 5

psicologia da saúde e o contexto hospitalar, A, 6

Psicólogo especialista em psicologia clínica, 6

Q

Quatro discursos lacanianos, Os, 130

R

Realizar encontros para reavaliação e acompanhamento do seguimento, 29

Registros psicológicos no contexto da psicologia hospitalar, 41

que o psicólogo deve priorizar ao realizar os registros?, O, 43

S

Serviço de psicologia do hospital de clínicas da UFPR: uma história de trabalho com a subjetividade, 33

Serviço de psicologia, 35

centro de estudos de grupos e instituições, 35

centro de estudos de pesquisa e de psicometria, 35

centro de estudos de psicologia integrada, 35

centro de estudos e de trabalho em psicanálise, 35

Serviço de psicologia, 39

Comissões de estágio, de pesquisa, de elaboração de protocolos, de ambulatórios, e de humanização, 39

discussão e sustentação teórica da prática em dois centros de estudos, 39

participação ativa nos programas de residência multiprofissional de atendimento à saúde, 39

reuniões teórico clínicas, 39

T

Teoria unitária de organização psicossomática, 146

Transferência na "Sala de Transferência": o encontro entre o enlutado, o analista e o corpo, 135

adoecimento e morte: o sujeito lançado à vulnerabilidade, 136

transferência, 138

sala de transferência como *setting*, A, 141

Transmissão, 35

com estagiários graduandos em psicologia, 35

com psicólogos voluntários, 35

interior do serviço, 35

nas atividades de coordenação e preceptoria que profissionais do serviço exercem junto ao programa de residência multiprofissional em atenção à saúde, 35

no contato com psicólogos de outras instituições, 35

no trabalho cotidiano com as equipes das unidades de internação e/ou dos ambulatórios gerais e de especialidades, 35

V

Vicissitudes da psicologia clínica no hospital: uma reflexão, As, 11

começo..., O, 13

efetivação – como transpor a psicologia clínica para o hospital?, A, 17

gestão chega aos hospitais e... na psicologia, E a, 19